こうして作れば医者はいらない

—若杉ばあちゃんの台所—

若杉友子

祥伝社黄金文庫

本書は、二〇一三年八月、小社より単行本
『こうして作れば医者はいらない』として
発行された作品を大幅に加筆・修正のう
え、文庫化したものです。

本当にからだにいい食事を作るのは、
実は、そんなに難しいことではありません。
日本人の昔ながらの知恵と料理を実践すればいいのです。
この本を読んで、思い出してみませんか？

こうして作れば医者はいらない

ブックデザイン●穴田淳子(ア・モール　デザイン室)
編集協力●肥田倫子
写真撮影●小林禎弘
図版制作●J-ART

まえがき

2012年4月に、祥伝社から『これを食べれば医者はいらない』という本を出しました。担当編集者さんによると、とてもよく売れているそうです。

自分が作った本ですから、たくさんの人が読んでくださるのはもちろんとても嬉しいのですが、あの本に書いているのは、「本当に正しい食事」「食養」について、私がこれまで学んできたことと実行していること、つまり、私にしてみればごく当たり前のことばかりです。

それがたくさんの人に読まれているということは、正しい食事に関心を持っている人がたくさんいる、つまり、知らない人がまだまだ多いということだと思います。

食養は、学校や病院では教えてくれません。自分の家の台所でコツコツ地道に実践するしかありません。

『これを食べれば医者はいらない』は、毎日の食事によって病気を予防し治療する「食養」の考え方について、詳しく説明しました。いわば、理論編です。

今回の本は、実践編になります。

食養を30年以上学んできた私が、国内産の旬《しゅん》の食材と伝統の調味料と器具を使って、どんな料理を作っているのか、詳しく説明しています。

私が実際に考案した料理のレシピがほとんどです。

このレシピは、担当編集者（男性）が、

「これだったら僕でもできますよ」

と太鼓判を押してくれたものを厳選しています。それだけ簡単ですから、誰でも今日から作れます。もちろん、からだにやさしく、おいしい料理ばかりです。

『これを食べれば医者はいらない』を出してからというもの、私の講演会には、「若杉ばあちゃんの本を読んできました」という人がずいぶん増えました。

本を読むだけで終わらず、実際にどんな人なのか、どんな話をするのか、ということで、わざわざ講演会まで来てくれているのです。感謝です。講演会を主催してくれている人たちもいます。

さらに、私が20年間住んでいた京都の山奥、綾部《あやべ》では田舎《いなか》生活を始めた夫婦や家族たちもたくさんいます。

子どものできなかった若いカップルたちはベビーラッシュで、限界集落とは思えないほどたくさんの赤ちゃんが生まれています。長年不妊で悩んでいたのに、米を作り、野菜を作り、味噌や保存食を自分たちで作る暮らしを実践したら子宝を授かったというご夫婦もいます。

田舎に引っ越すのは、さすがに誰でもできるわけではありません。

しかし、あなたのからだは、あなたが作り、あなたが守るしかないのです。

私たちの一生は食べ物の一生です。人に良いもので健康になり、悪いもので病気になります。健康も病気も、その人がどんなものを食べてきたかという食歴なのです。

日本が病人大国になってしまった今だからこそ、この本が伝統的食養を見直すきっかけになれば幸いです。

そして、この本が皆様のお役に立てれば嬉しいです。

合掌

２０１６年9月　若杉友子

もくじ

まえがき……5

1 若杉ばあちゃんの料理の基礎知識……19

ことわざが教えてくれる食生活の知恵……20
ことわざを食養の考えで分析してみる……23
自分たちの健康は、毎日の食事で守る……26
一汁一菜の食事で医者いらず……29
できるところから、無理せずやってみる……30
日本で作られた旬《しゅん》の素材を使う……32

料理は創意工夫の芸術……35
炒めるときも、和えるときも右回転……38
料理をするときに知っておきたい「陰」と「陽」の知識……40
陰陽のバランスがとれていると、「頭寒足熱医者いらず」……44
「朝の果物は金」なんて大ウソ……45
米は噛《か》んで飲め――よく噛むことの重要性……46
歯の比率が教えてくれる正しい食生活……48
野菜は「陰陽切り」で……49
「春苦み、夏は酢のもの、秋辛み、冬は油と合点して食え」が意味すること……52

2 調味料は昔ながらのいいものを使いましょう …… 57

毎日食べる調味料はいいものを。安いものには理由がある …… 58
材料を炒めるときにひとつまみの塩 …… 61
「塩」が日本人の目の敵にされてしまった意外な理由 …… 64
減塩で、かえって具合が悪くなる人も …… 68
焼き塩を常備する …… 70
朝、塩水を飲む効用 …… 72
戦国武将は「男の子が生まれたら梅を三株植えよ」と命じた …… 73
昔の日本人が旅に携帯していたのは、電話ではなくて梅干し …… 75
レシピ❶【梅しょう番茶】
梅漬けと梅干しの違い …… 78

味噌は2種類使う …… 80
しょう油も2種類使う …… 83
味噌、しょう油、梅干しの3年物から塩分を摂るのが最高 …… 86
みりんは煮切ったものを使う …… 88
ばあちゃんが砂糖を使わない理由 …… 90
貧血の人は、酢を生のまま使ってはいけない …… 94
干ししいたけの使いかた …… 97
昆布は使い切ったら佃煮に。ただし、危険な昆布も …… 99
レシピ❷【昆布の佃煮】
油揚げでいいだしをとる …… 103
レシピ❸【菜っ葉と油揚げの味噌汁】❹【菜の花と油揚げの煮しめ】
いりこは使わない …… 107

3 台所ではこんな道具を使っています …… 109

土鍋のよさ …… 110

レシピ❺【土鍋での玄米の炊き方】

すり鉢すりこ木は必須 …… 115

フッ素樹脂加工のフライパンはよくない …… 118

電子レンジよりも蒸し器 …… 122

4 若杉ばあちゃんの食卓 …… 125

毎日必ずいただいている味噌汁の力 …… 126

レシピ❻【タマネギとニンジンの味噌汁】❼【小松菜と麩《ふ》の味噌汁】

煮しめと煮物は、似ているが別の料理 …… 131
和え物をおいしくする3つのコツ …… 133
レシピ❽【ミツバの磯辺和え】❾【ウドの酢味噌和え】
みかんが熟《う》れると医者が青くなる …… 137

⑤ このひと工夫で、いつもの食材がさらにおいしく、からだによくなる …… 141

米はからだを温める …… 142
その玄米、やけどをしてませんか？ …… 145
レシピ❿【玄米の焼きおにぎり】
もち米は動脈硬化に効果がある …… 149

レシピ⓫【山菜おこわ】
そばは血管を強くする……151
レシピ⓬【そばつゆ】⓭【そばサラダ】⓮【そば饅頭】
大根は野菜の王様……155
レシピ⓯【大根ステーキ】
大根時の医者いらず……158
レシピ⓰【大根おろしの風邪薬】
こんにゃくの灰汁《あく》抜きは徹底的に……161
レシピ⓱【こんにゃくの灰汁抜き】⓲【糸こんにゃくの灰汁抜き】
⓳【こんにゃくステーキ】⓴【糸こんにゃくのピリ辛炒め】
たくあんは日本のヨーグルト……166
レシピ㉑【たくあんのゴマ油炒め】㉒【たくあんののり巻き】

麸は栄養満点の食材 …… 169
レシピ㉓【車麸のフライ】㉔【板麸の唐揚げ】㉕【板麸の肉じゃが風】
レンコンは風邪をひいたときの特効薬 …… 172
レシピ㉖【レンコンのしぼり汁】㉗【レンコンスープ（お惣菜として食べられる風邪薬）】
㉘【レンコン炒め】㉙【レンコンバーグ】
「鴨がネギしょってくる」の深い意味 …… 177
レシピ㉚【ネギのぬた】㉛【ネギの味噌炒め】
きゅうりにも灰汁がある …… 180
レシピ㉜【きゅうりのスープ酢の物】㉝【きゅうりの味噌炒め】
干し野菜のススメ …… 183
レシピ㉞【切り干し大根と干しニンジンのハリハリ漬け】
糖尿病の妙薬、小豆かぼちゃ …… 186

レシピ㉟【小豆かぼちゃ】㊱【かぼちゃサラダ】
根菜類の皮は栄養たっぷり……189
レシピ㊲【ゴボウとニンジンのきんぴら】
大根やニンジンのヘタの部分にはエネルギーが凝縮されている……192
レシピ㊳【ひと味違うけんちん汁】
ニラは血液の循環をよくする……195
レシピ㊴【ニラチヂミ】㊵【ニラのゴマしょう油】
しょうが、みょうがの驚くべき薬効……198
レシピ㊶【しょうがの佃煮】㊷【しょうが味噌】㊸【みょうが味噌】
㊹【みょうがのしょう油漬け】㊺【ニガウリとみょうがのさっぱり和え】
銀杏は薄皮ごと食べると頻尿や夜尿症に効く……202
レシピ㊻【銀杏の素揚げ】

アサツキは卵や肉の消化・分解を促す……204
レシピ㊼【アサツキの塩昆布和え】㊽【アサツキのしょう油和え】
フキノトウで老廃物を排出する……206
レシピ㊾【フキノトウの味噌炒め】㊿【フキノトウの甘酢漬け】
バナナとトマトとホウレンソウの意外な危険性……208
ばあちゃんが料理教室で絶対に使わない野菜……210
レシピ51【ナスの味噌汁】52【ナスのこんねり】53【ナスのしょうが炒め】
おいしい料理はまだまだたくさんあります……214
レシピ54【昆布の炒め煮】55【焼きサラダ】56【焼きなます】
57【いきなりまんじゅう】

⑥ 自分のからだに、耳をすませる …… 219

からだが悪かったら、食べ物を見直す …… 220
子どもに何を食べさせるかは、親の責任 …… 223
人それぞれ、その時々の体調によって食べていいものと悪いものがある …… 226
どこへ行くにも、家で作ったおにぎりを持参 …… 228
伊勢神宮では、米と塩と水を供える儀式が１５００年続いている …… 229

料理索引 …… 232
若杉友子関連情報　問い合わせ先一覧 …… 234

①

若杉ばあちゃんの

料理の基礎知識

ことわざが教えてくれる食生活の知恵

私は京都の山奥の、築約２００年の古民家で一人暮らしをしていました。今は生まれ故郷の大分に帰りましたが、自分の家にいるのは、月に数日だけです。あとは日本全国を駆け巡っており、日本人にふさわしい日本人の食べ物についてのお話をし、次の世代にからだにいい食事を教えています。

ありがたいことに、前作『これを食べれば医者はいらない』を読んだ読者の人たちからも、「話を聞きたい」というリクエストをたくさんいただいています。

毎日の食事によって病気を未然に予防することのできる「食養」という考え方を広めるのが私の生き甲斐《がい》になっています。

お医者さんからの講演リクエストもいただいています。

『医者はいらない』なんてお医者さんに失礼なタイトルにしちゃったなあ、と思ってましたから、お医者さんの方から講演依頼があるのには驚きます。最近は病院からの依頼もあります。

講演依頼のときに、お医者さんからはこんなことを言われました。

「日本のことわざには、『医者いらず』という言い回しがとても多い。だから、日本のことわざについて、話をしてほしい」

――言われてみると、確かに多いのです。

ことわざには昔の日本人の知恵が詰まっています。食養の立場から見ても、納得のいく言葉が多いです。

それは「温故知新」。古きをたずねて新しきを知る、ですね。

では、ことわざではどんな場合に「医者いらず」になるのか。

有名なのは、**「腹八分目に医者いらず」**。

食べすぎると内臓に負担を与えるからよくない、一汁一菜の食事がからだにいい、食いすぎは食毒だから、さらにもっと、**「腹六分に医者知らず」**ということわざもあります。

八分どころか六分となると、医者にかからないどころか医者の存在すら知らないですむ、ということです。つまり、食事の量を意識せよ、と言っているんです。

さすがに「腹六分」を実行するのは今の世の中では難しいと思いますが、むしろ現代人の飽食に警鐘を鳴らしてくれていて、考えさせられますね。

そして、「腹八分」の一番簡単な方法が、「一汁一菜」を実践することなのです。

私がこの歳になっても元気でいられる理由は、一汁一菜の食生活を続けているからなんです。

身土不二《しんどふじ》（その土地の環境のものを食べることで、心身も環境に調和する）で一物全体《いちぶつ》（ひとつの食品を丸ごと食べる）の一汁一菜がなんてったってからだと心のごちそうだから、死ぬまで続けますよ。

ことわざを食養の考えで分析してみる

ことわざには、食べ物に関するものもたくさんあります。

たとえば、「**山椒《さんしょう》目薬腹薬**」。

ウナギを食べるときには、山椒がつきものです。ウナギの濃厚な脂肪を分解するには山椒の酵素が最適です。山椒は、肝臓にとてもよい食べ物なのです。

一方、肝臓が悪くなると目が悪くなります。

つまり、山椒を食べると肝臓がよくなり目もよくなる、ということです。

ウナギには山椒ですが、アユにはタデ酢です。ちょうど川でアユが釣れるころになると、タデも出てきます。あれを見るたびに不思議だなあと思うんですが、タデの酵素が、アユのタンパク質や脂を溶かすのには実にみごとな取り合わせなんです。

昔の人は、栄養分析なんてできなかったはずなのに、なぜかこういうことを本能で知っていたのかとおどろきです。昔の人たちのほうが、頭もからだも優秀だったんだなと思います。そんなことまで考えさせられることわざです。

「梅干しひとつにらっきょうが四個で病気知らず」ということわざは、梅干しを1日1個、らっきょうを1日4個食べるのが元気の秘訣、という意味です。

梅干しの効用は、からだの中のいろんな毒素を消してくれること。食べ物の毒、水の毒、血の毒を消してくれます。だから毎日食べなくちゃダメなんです。

九州には、**「千本のお灸《きゅう》よりヨモギの団子食え」**ということわざがあります。病気を治すために昔は灸をすえていましたが、ヨモギのもぐさにはそれ以上の薬効があるということです。昔の人は、ヨモギの効能を経験的に知っていたんですね。脱帽です。

「風邪は万病のもと」といいますが、**「貧血は万病のもと」「便秘は万病のもと」**ということわざもあります。

風邪だけでなく、貧血と便秘も病気のもとになるということですが、風邪や貧血、便秘は食事で改善することができます。

つまりこれらは、健康の基本は食であり、病気の原因も食であるという、食養の基本的な考え方「食本主義」を表現していることわざなのです。

こうしてみると、ことわざには日本人の知恵が詰まっていると改めて思います。

そんな昔の人の教えを、日本人は学び直す必要があります。

この本でも、要所要所でことわざを説明していきますね。

自分たちの健康は、毎日の食事で守る

薬は食べ物、食べ物は薬。いわゆる「医食同源」という言葉があるように、**私たちの健康は、毎日口にする食べ物によって維持されています。**

常日頃からからだによい食べ物をバランスよく食べてさえいれば、病気の予防ができ、病気になった場合も自分の力で自然に治すことができるというわけです。

「食」という漢字は「人」に「良い」と書きます。人に良い食生活を考えて、実践しましょう。

自分の健康は、自分で作るもの。

家族の健康は、その家の台所を預かる者が守るもの。

こうした意識を一人一人がしっかり持ち、他人任せにしないで、よい食べ物で自分のからだ、家族のからだをたて直しましょう。

私たちの一生は食べ物の一生です。晴れの日も雨の日も、暑い日も寒い日も、食事は1日たりとも休むことなく、生まれてから死ぬまで、一生お世話になるのです。

他の動物と違って、人間は自分たちが食べるものを料理します。火を使って茹《ゆ》でたり、煮たり、焼いたり蒸したり、炒《いた》めたり、揚げたりして、生では食べられないものをおいしくし、塩をはじめ、しょう油、味噌といった調味料を加え、味付けをするのです。

ちなみに、世の中には「減塩信仰」がはびこっていて、味噌やしょう油、漬け物、梅干しも、減塩のものが出まわり、塩を敵《かたき》にしていますが、これはとんでもない大間違いです。

むしろ減塩のため、体調を崩している人もたくさんいます。そして、治る病気も治らずに、苦しんでいる人もいます。減塩は本末転倒、人間廃業なんです。

砂糖はなくても生きられるけど、塩は人間にとってなくてはならないもので、第一、塩味の足りない料理はおいしいものではありません（「塩」については、後ほど詳しく説明します)。

日本の先人が残した一汁一菜、いつどこでも、病気の人も健康な人も、西洋人でも東洋人でも、貧乏人でも金持ちでも、誰でもやれる暮らしです。安くあがっておいしくて質素倹約で無駄もなく、最低の食費で最高の判断力と記憶力と健康を手に入れられ、そのうえ低タンパク低カロリーで、完全燃焼でよく働けます。仕事がない、お金がない人こそ、すぐ実践してみてください。

一汁一菜の食事で医者いらず

私は、肉や卵を30年間食べていません。食べるのは一汁一菜。一汁の「汁」は、味噌汁。一菜の「菜」は、野菜料理。つまり、ごはんと味噌汁と、旬《しゅん》の野菜や野草で作ったお惣菜です。ごはんと味噌汁ということもあれば、ごはんとお惣菜一品ということもあります。グルメ志向の人からすると、粗末で味気ない食事に思えるでしょう。

でも、私はこれで十二分に満足しています。**おいしいごはん、おいしい味噌汁、おいしい野菜の惣菜と漬け物があれば、お腹も心も満たされ幸せです。**

もちろん、からだも健康そのもの。風邪も何十年とひきませんし、病院にも行かないし健康診断も受けていません。眼鏡をいらずで新聞を読み、足腰も丈夫。

現在、日本全国を回って動いていますが、疲れも知らず、ストレスもありません。実にゆかいで楽しい人生を送っています。

できるところから、無理せずやってみる

というわけで、今からばあちゃんの台所の知恵を説明しますが、その前にちょっとだけ。

皆さんに、ばあちゃんからお願いがあるんです。

これ、前作（『これを食べれば医者はいらない』）でもお願いしたことの繰り返しになるんだけど、

「ここに書いてあることは絶対に守らないといけない」とか、「これ以外のことをやってはいけない」とか、杓子定規《しやくしじょうぎ》に考えないでくださいね。

この本に書いてあることを全部、そっくり真似しなくてもいいんです。

〝～ねばならない〟〝～すべきである〟と考えるのって、息が詰まるでしょ。料理は創

意工夫で楽しく作るのが一番。

まずはできるところからやってみてください。たとえば、使っているお鍋を金属から土鍋に替えてみるとか、調味料を昔ながらの自然醸造に変えてみるとか、そういったことから。からだの変化を実感できるはずです。

からだの変化を感じたら、からだの要求に従って、また少しずつ、できる範囲で食事を変えていく。

そういう生活を自分流に続けていけば、気づいたときには「健康になったみたい」「体重が落ちてスリムになった」とか「偏頭痛がなくなった」「ひどかった生理痛が治った」とか、〝医者いらず〟のからだが実感できるはずです。

というわけで、できるところから、無理しない程度で始めてくださいね。

それから、この本のレシピには、基本的に調味料の分量を書いていません。勘と五感、本能を働かせて、自分好みの味付けを見付けてください。調味料の分量にこだわりすぎると理科の実験になってしまいます。**自分の「勘」を信じましょう。**

日本で作られた旬《しゅん》の素材を使う

四季のある日本では、季節によって温度や湿度が変化します。「衣替え」という言葉があるとおり、皆さんも、冬になったらセーターを着こみ、夏になったら半袖を着るというように、季節の変化に合わせて着るものを調整していますよね。

寒くなったら暖かいものを身にまとって体温を上げ、暑くなったら薄手のものを着て体温を逃すわけですが、体温を調整するものは衣類だけではありません。**私たちが口にする食べ物によっても、体温を調整することができるのです。**

冬はからだの温まる根菜。夏はからだを冷やす野菜。旬の野菜を食べていればいいのです。安くておいしくて、簡単で手間がかかりませんよね。

ハウス栽培の物や水耕栽培、外国から海を渡って輸入された物が、日本では1年中売られています。

皆さんは1年中、夏野菜のトマトやきゅうりやナスと、冬野菜のゴボウや大根やニンジンが一緒に並んでいるような一年中旬のない店で買い物をしていると、どの野菜がどの季節のものなのかわからなくなっていると思います。

でも、売っているから買うという無自覚は、そろそろ改めて卒業したほうがいいでしょう。それは、「**買わされている生活**」なんです。

自分のからだ、家族のからだのことを考えたとき、季節の野菜を知り、今は何を食べたらよいかを理解して、店に並んでいても旬でないものは買わないようにするという意識を持ってほしいものです。

また、旬の野菜を買うことは、間接的に省エネルギーにつながります。なぜなら、旬の野菜は自然の摂理にそって育つので、栽培するのに余分なエネルギーを使うことがないからです。

省エネを考えて家の中の電気をこまめに消すだけでなく、エネルギーを余分に使って作られた季節外れの野菜を買わないという取り組みもしてほしいと思います。

さらに輸入野菜や果物で気になるのは、ポストハーベスト。これは輸送中の保存、殺菌、殺虫を目的として、収穫した後の作物にかけられる農薬や化学薬品のことです。ポストハーベストの中には毒性が強く、発がん性があるといわれるものも数多くあります。

多くのエネルギーを使い、遠くの国から時間をかけて運ばれてくるのに日本で栽培された野菜より安いというのも、考えてみれば不思議な話です。

外国から入ってくる薬漬けにされた野菜は、お財布にやさしいかもしれませんが、健康をおびやかすものには手を出さないこと、日本人は日本の旬のものを食べて生きること。旬でないものはなるべく買わない、食べないこと。こう考えて毎日生活をすることが心と体の元気の秘訣です。

料理は創意工夫の芸術

スーパーやコンビニに行くと、いろいろな種類のできあいの惣菜があふれていま す。一人暮らしの人の中には、自分で料理をせず、そうした惣菜を買って来て、電子レ ンジで温めて食事をする人も少なくないと聞きます。

さらに子どものお弁当を作るのが手間だからと、コンビニの弁当を持たせる親もいる というから、ばあちゃんはびっくり仰天《ぎょうてん》です。

市販のお弁当の多くは、どこのどんな材料でどんな方法で作られたのかがわからな い、防腐剤や保存料といった化学物質が添加されています。そんなものがからだにいい はずがありません。

おかずはなくても、おにぎりか日の丸弁当のほうが、断然健康的。

親たるものが子どものからだよりも手間を省くことを優先するなんて、呆《あき》れはて

て、開いた口が塞《ふさ》がりません。

確かに、料理を作ることは手間がかかります。

野菜を洗い、包丁で切り、加熱して味付けをするには、それなりの労力が必要です。食べ終われば、食器はもちろん、まな板や包丁、鍋など調理で使った道具も洗わなければなりません。

できあいのお惣菜なら、そのまま食器に移してすぐに食べられるし、片付けはポイと捨てれば済んでしまう。

生きていくためにはお金が必要だし、お金を稼ぐためには仕事をしなければなりません。でも、仕事が忙しいからと、料理を作る手間と引き換えに、自分や家族が食べる食事をおろそかにしてしまうなんていうのは、もってのほか。

台所を預かるというのはとても重要な仕事なんです。

家で作られる料理がどんなものであるかによって、家族の健康と幸福が決まり、ひいては子どもの未来も左右してしまうのです。

単に料理を作るという技術だけでなく、食材に対する意識、そしてそれらの食材をうまく組み合わせ、取り合わせ食べ合わせるかで健康にもなり病気にもなるのです。そう。料理は芸術なんです。

人によって性質や好みや考えが違うことを十人十色、百人百様というけれど、食材も同じこと。野菜や野草、穀物、海藻、魚介類もそれぞれ性質が違っているし、それぞれに特徴を持っているんです。まずは旬のものを食べる、旬でないものは食べないように。

からだの要求に耳を傾け、からだが欲している食材で塩梅《あんばい》よく調理する。これが料理の本質なのです。

食事はその日の体調をつくり、健康を維持するためのものです。台所に立つときは、家族の生命を預かっているという自覚を持ち、知恵や工夫をこらし、家族のみんなが喜ぶ、質素でおいしい料理を作ってほしいと思います。

炒めるときも、和《あ》えるときも右回転

きんぴらやゴマ和《あ》え、白和えなどを作るときにつきものなのが「混ぜる」という動作です。具材に均一に火を通すために鍋の中で箸《はし》やへらを動かし、全体に味が馴染《なじ》むようにとすり鉢の中で手を動かすわけですが、皆さんはいつもどんなふうに混ぜ合わせていますか?

一口に「混ぜる」といっても、混ぜ方はいろいろ。しっちゃかめっちゃかに混ぜる人もいれば、グルグルと円を描くように混ぜる人もいるでしょう。

料理は陰性を陽性にする仕事だから、「混ぜる」が大事なんです。混ぜ方ひとつでおいしくもなりまずくもなり、からだの中に入ったときの働きも違ってくるんです。

だから、**炒めるときも、和えるときも、必ず右回転で混ぜます。右に回転させることで陽のエネルギーが入り、味も一段とおいしくなり体調が整うからです。**

陽のエネルギーというのは、からだの中心に向かってギューッと、求心性に引き締まる力で、食材や調味料がもつ栄養を料理の中に、凝縮させてくれます。

逆に、左に回転させると、拡散していく陰のエネルギーが料理に入り、せっかくの味が陰性のものになってからだにもよくはありません。

「おいしさ」が右回転と左回転では全然違います。

右回転で作った料理は深い味わいがあるけれど、左回転で作った料理はピントがずれて、ぼやけた味わいです。

ためしに、お水を飲むときに、コップを二つ用意してそれぞれに同じ水を入れ、ひとつは右回転でかき混ぜ、もうひとつは左回転でかき混ぜて飲み比べてみると、味覚のある人はすぐわかります。同じお水が回転のしかたひとつで違うということに、きっと驚くはずですよ。

お米をとぐときも、和え物、炒め物を作るときも、**右回転のエネルギーが料理をおいしくするコツ**であり、生きるパワー治るパワーの秘訣《ひけつ》なんです。

料理をするときに知っておきたい「陰」と「陽」の知識

「陰」と「陽」という言葉が出てきたので、ここで簡単にお話をしておきましょう。「陰陽」は私が実践している食養の原理。とても大事なので、難しい話は苦手という人もちょっと辛抱して、しっかり読んでちょうだいね。

陰陽論は古代中国で生まれた易の哲学です。陰陽では宇宙の万物は陰と陽とに分かれており、陰と陽が調和することで中庸《ちゅうよう》を保つことができると考えられています。人も宇宙の一部ですから、体質にも陰と陽があります。陰と陽とが調和されると健康な生理状態を維持することができ、**陰と陽のバランスが崩れてしまうと、体調を崩してひどい病気になるのです。**

体質の陰陽を左右するのは、からだを作っている食べ物。陰性の食べ物ばかりを食べればからだは陰性（貧血症、冷え症、便秘症、低血圧、低体温、低血糖、不妊症、インポテンツ）になり、陽性の食べ物ばかりを食べれば陽性（動脈硬化、高血圧、心筋梗塞、痛風、脳梗塞、熱射病、脳卒中、脳溢血）になります。陰陽のバランスを考えて食べ、からだの状態を中庸にし、健康にするのが食養の考え方です。

私はこうした考え方を、桜沢如一《さくらざわゆきかず》の書いた本から学びました。

桜沢如一（1893〜1966）はマクロビオティックを提唱し、世界に広めた、食養研究家。「万物は陰陽からなる」という無双原理を発表し、「食養」を提唱したマクロビオティックの創始者で、世界では有名ですが、日本ではあまり知られていません。

桜沢は石塚左玄《いしづかさげん》（1851〜1909）の本でたくさんの病を治してから、食養を学び、それを研究・発展させた人です。

石塚左玄は明治時代の軍医で、初めて「食養」という言葉を使い、陰性のカリウム元素と陽性のナトリウム元素に日本で初めて注目した、食養の元祖です。

ちなみに、私は、知り合いからもらった一冊の本がきっかけで桜沢如一を知りました。そこから石塚左玄の本に出会い、古代中国の陰陽論に行き着くことになったのです。

そんな、とてもラッキーな出会いから80才の今も毎日幸せな人生を送っていますから、この本を手にとってくれた皆さんにも、私を介して桜沢如一や石塚左玄の教えを知り、彼らの理論の根底に流れる陰陽論をちょっとでも理解してほしいと思います。

食べ物の陰・陽と、酸・アルカリの関係

酸性食品

砂糖、未完熟果物、アルコール、タバコ、ジュース類、甘い菓子、水菓子、ほとんどの加工食品(食品添加物)、各種ナッツ類、マーガリン、みりん、ハチミツ、人工甘味料、インスタントコーヒー、ココア、ミルク、片栗粉、牛乳、パン(イースト)、植物油

麦、ウドン、トウモロコシ、ソーメン、パン(酵母)、五葷(ニラ、ニンニク、ネギ、ラッキョウ、ヒル)、甘酒、アスパラ、モリソバ、白米、麦茶、麩、胚芽米

玄米、ヒエ、アワ、キビ

バター、チーズ、うなぎ、鯉、フナ、マス、あゆ、クラゲ、はまぐり、あさり、かき貝、サザエ、アワビ、たこ、いか、きびなご、さんま、あじ、小エビ、にしん、さけ、たい、いわし、えび、かに、ヒラメ、カレイ、太刀魚、煮干

まぐろ、さば、ぶり、鳥肉、マヨネーズ、牛肉、豚肉、卵、マトン、くじら

極陰

陰性

陽性

極陽

遠心性エネルギー

救心性エネルギー

アルカリ性食品

酢、ゆず、すだち、レモン、コショウ、キノコ類、生姜、ワラビ、ゼンマイ、サンショウ、カラシ、粉ワサビ、きくらげ、緑茶、コーヒー、ナス、ピーマン、トマト、ジャガイモ、豆腐(市販品)、サトイモ、サツマイモ、番茶、ウーロン茶、紅茶、ほうじ茶、大豆、ところ天、キナ粉、カレー粉、豆腐(天然ニガリ)、納豆、コンニャク

カリフラワー、キュウリ、豆もやし、セロリ、レタス、小豆、パセリ、たけのこ、板昆布、キャベツ、昆布、白ゴマ、小松菜、ふき、クロレラ、カブ、カンゾウ、ほうれん草、大根葉、油揚げ、ガンモドキ、たんぽぽ(葉)、ハコベ、わかめ、モチグサ、ヒジキ、白菜、黒ゴマ、フキノトウ、生うに、クコ、コンフリー、タラノ芽

ダイコン、レンコン、カボチャ、人参、ゴボウ、朝鮮人参、たんぽぽ(根)、仙寿人参、自然薯、霊芝、吉野くず、どじょう、なまこ、塩うに、たにし

梅しょう番茶、味噌(天然)、しょう油(天然)、自然塩、梅干、各種黒焼

アルカリ食品だから何でもいいわけではない

陰陽のバランスがとれていると、「頭寒足熱医者いらず」

「頭寒足熱医者いらず」ということわざがあります。

頭は高い山の上のようにいつも涼しく冴《さ》えていて、足はポカポカ温かい。これが健康の極意であり医者がいらない状態、ということですが、現代人はこの逆転ですね。

今の人たちは貧血・冷え症・低体温だから、手足は冷たく、逆に頭はのぼせてふらふらの不健康。

「頭寒足熱」というのは、「陰」と「陽」のバランスがとれて健康の象徴です。逆に、陰陽のバランスが崩れると癌、糖尿病、人工透析、心臓疾患などの病気になってしまいます。

「朝の果物は金」なんて大ウソ

果物の多くは陰性の食べ物です。だから、果物を食べすぎるとからだが緩《ゆる》みっぱなしの冷えっぱなしになります。

「柿食えば冷える」「屋敷に生《な》りもの（果物）の木を植えると病人が絶えない」ということわざもあるくらい、日本の先祖が果物の怖さを教えています。

「朝の果物は金」なんて言葉、ばあちゃんに言わせれば真っ赤なうそ。ちゃんちゃらおかしくってへそで茶が沸いちゃいます。

朝からからだを冷やす陰性のものを食べて、力が出るわけがありません。生理痛、不妊症、セックスレスの人は絶対、要注意食品です。

最近の果物は、種なしや巨大化で、酸味もなく糖度ばかり増えています。かなり体調を狂わせる原因になっているので買わない・食べない・もらわないことです。

米は噛《か》んで飲め——よく噛むことの重要性

桜沢如一は、「よく噛《か》む」ことの重要性も強調しています。

桜沢は20歳のころ、正しい食べ物をよく噛むことが大事だと気づき、自分の病気を完全に治し、そのことに関して猛烈に勉強しました。その結果、咀嚼《そしやく》第一主義を唱えるアメリカ人フレッチャーの本に外国で出会い、フレッチャー自身の経験から、よく噛むことの重要性をさらに痛感しました。

フレッチャーは、19世紀中ごろに生まれたアメリカの商人です。よく食べよく飲んだ結果、168センチの身長で体重は98キロ。体力が衰え、生命保険すら断わられるほどの重病。

大いに慌て、医者の言葉に従ってさまざまな療法を試みたが、一向によくならない。最後の手段として、口に入れた食べ物に神経を集中して、ドロドロになるまで噛むことに徹底しました。

その結果、なんと4カ月後には24キロマイナスの74キロに。5カ月後には70キロになり、最後には58キロになったそうです。実に、40キロ減ったことになります。

もちろん、全身改造をすることになり、51歳のときに自転車でオランダとフランスを旅行し、1日に18時間、３０４キロ走行したこともあったそうです。

フレッチャーが実行したのは、ただただ、「よく噛む」ということだけ。

この**正しい食べ方を正しい食べ物で行なえば、「まさに鬼に金棒、いや機関銃の強みである」と桜沢は言っていますが**、私もまったく同感。

だけど、人間、噛むというのは修業に近いくらい大変。

桜沢は、「**米は噛んで飲め。水は噛んで飲めというくらい、噛むことは大事なことである**」という言葉も残しています。

もし今、病気で悩んでいるとしたら、ぜひよく噛んで、食べてくださいね。その答えは明確に現われて、納得がいくと思います。

歯の比率が教えてくれる正しい食生活

噛む話題が出たので、「歯」について少し説明しますよ。

大人の歯、永久歯は全部で（親知らずも入れて）32本あります。

このうち、穀物をすりつぶす臼歯《きゅうし》が20本。野菜を噛みちぎる門歯が8本。魚介類や肉を切り裂く犬歯が4本。

つまり、「**穀物用5：野菜用2：肉魚用1**」という比率になります。これは人類共通です。これ、すごいことだと思いませんか。

人間の食べ物のとり方はこのような歯の配列のバランス、つまり穀物の主食をしっかり食べて副食の野菜、動物性タンパクは少量食べればいい、ということなんです。肉がからだにとって必要ではない事が、歯の数からも明らかなんですよ。

野菜は「陰陽切り」で

万物は陰陽に分けられ、食べ物にも陰陽があるとお話ししました。たとえば、からだを温める大根、ニンジン、ゴボウは陽性で、からだを冷やすきゅうり、トマト、ピーマンは陰性です。野菜ひとつひとつに、それぞれ陰陽があります。

では、ひとつの野菜で見た場合、陰陽はどうなっているのでしょう？

金太郎飴《あめ》のように、どこを切っても均一と思うかもしれないけれど、そうではありません。野菜は天地自然のもの。一人の人間のからだの中にも、陰の部位、陽の部位があるように、すべてのものの中に、陰の部分と陽の部分があるのです。

タマネギだったらひげ根が生えている下の部分が陽で、上の部分が陰。大根なら葉っぱの部分が陰で根の部分が陽。その大根の根の部分も、下にいくほど陽性が強くなるというように、場所によってその野菜が持つ陰陽のパワーが違うのです。

陰陽の調和を基本とする食養では、食材を選ぶときだけでなく、選んだ食材を包丁で切るときにも調和を大切にします。

作る料理にもよりますが、大根やニンジン、ゴボウのように長い野菜を切るときは、基本的に縦や斜めに切ることで、陰陽の偏りを少なくします。

タマネギやかぼちゃ、しいたけなどは、放射状に切ることにより、陰性の強い上の部分と陽性の強い下の部分がなるべく偏らないようにします。

こうした陰陽切りをすることで、一片の野菜がより調和した状態でからだの中に入るこ

[陰性と陽性がなるべく偏らないようにする「陰陽切り」]

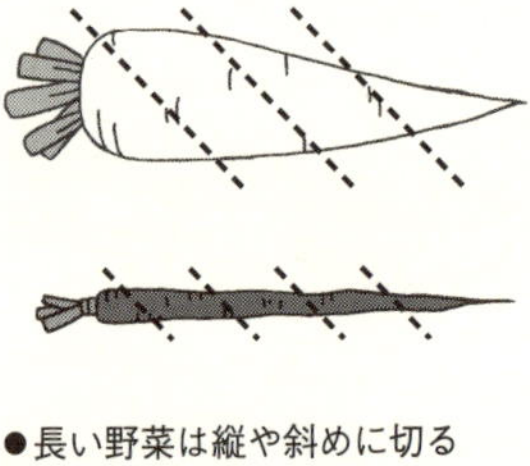

●長い野菜は縦や斜めに切る

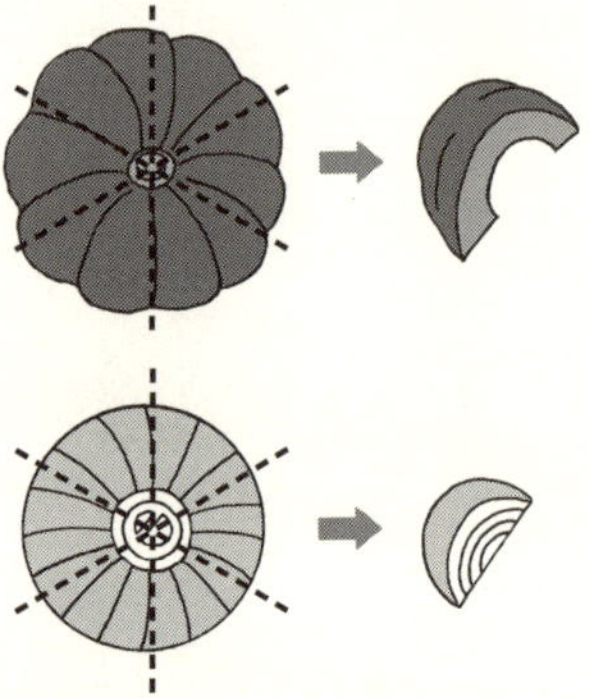

●丸い野菜は放射状に切る

とになるのです。

また、**陰陽切りをした野菜は、不思議と煮崩れしません**。見た目もきれいで、味もおいしく、からだにもいいというわけです。

特に体調が悪い人に料理を作ってあげるときは、一切れ一切れの野菜が口から入り、からだを巡ってその人のからだを治すんだ、ということをイメージしながら包丁を持ち、祈るように陰陽切りをしてあげてくださいね。

「春苦み、夏は酢のもの、秋辛み、冬は油と合点して食え」が意味すること

先ほど、「日本で作られた旬の素材を使いましょう」とお話ししましたが、**旬の作物を食べることと合わせて覚えておきたいのが、季節ごとの味。**

石塚左玄は、「春苦み、夏は酢のもの、秋辛み、冬は油と合点して食え」と言っています。

春はフキノトウやヨモギやフキなど、苦みのあるものが出てきますね。

冬眠から覚めたクマやシマリスは、まずフキノトウやウドなどを食べるといわれていますが、苦みのある山菜を食べることで、冬眠している間にからだに溜《た》まった宿便を出しているのです。

人間は冬眠をするわけではありませんが、やはり寒い冬というのは、からだを動かすことが少なく、新陳代謝が鈍ってしまいます。他の季節に比べて、毒素や老廃物が溜ま

りやすいので、春先になると、フキノトウやヨモギなど、苦みの食べ物を食べたくなるのです。苦みが欲しくなるころに、ちょうど苦みを持ったものが芽吹くというのも、宇宙の不思議。自然に任せていれば、私たちのからだもうまく巡るようにできているのです。

暑い夏は、汗がたくさん出て、肝臓、腎臓に負担がかかる季節。**疲れた肝腎を元気にするには酸味がよい**ということで、左玄は「酢の物」をとることを推奨しています。

確かに、暑い夏の日に食べるきゅうりの酢の物やちらし寿司は、からだにしみるようにおいしいですよね。しかも瓜系のきゅうりは腎臓機能のバロメーターで、尿の排泄《はいせつ》を促してくれます。酸味は柑橘《かんきつ》類にも含まれているので、他の食材との組み合わせやバランスを考え、適宜、酸味をとるようにしましょう。

秋は、夏の暑さで弱ったからだを立て直し、冬に備えてエネルギーを貯《たくわ》える季節。**辛みを加えることで、食欲を増進させよう**というわけです。

ただし、秋は寒さが増してくるので、辛みといっても、陰性のカラシやワサビ、唐辛子ではなく、塩辛いという言葉があるように、陽性の塩気のこと。塩は心臓や胃腸の働きを活発にしてくれるので、寒さの冬に備えてください。

冬は1年の中でもっとも寒さが厳しい季節。暑さ同様、寒さもからだにこたえるので、陽性の根菜と油を使った料理を食べて体温を上げて、寒さに打ち勝つ体力をつけようというわけです。

科学技術の発達により、夏の野菜を冬作り冬の野菜を夏作り、また、遠い国から食べ物を簡単に運んで来たりできるようになりました。つまり、自然でない、不自然なことがまかり通る世の中になって、からだがおかしくなっています。

人間は、小宇宙・自然とつながっている自然の一部。その法則の中でしか生きられません。自然に逆らえば、どこかに必ず歪《ゆが》みとして出てくるのが、病気です。

自分のからだを自然に近い状態に戻すことは可能です。自然のリズムに従い、自然に近い状態で作られたものを食べればいいのです。

旬とはその季節にとれて一番の食べ頃、食べ時で、栄養・滋養も十分にあって安くしあがっておいしく、天地の太鼓判と言えます。

病気になった理由、不幸になった理由は、自分の頭で考えましょう。そして、悪い食べ物を食べる生活を悔い改め（食い改め）、よいものに変える努力をして自分のからだを立て直し、前向きに出直しましょう。

②

調味料は昔ながらのいいものを使いましょう

毎日食べる調味料はいいものを。安いものには理由がある

料理の味を決める調味料。

料理の主役になることはないけれど、毎日の料理に欠かすことができません。どの調味料をどのように使いこなすかによって、その料理のおいしさは大きく左右されます。

その日の体調によって味付けの加減は変わりますし、季節によっても変わります。春夏は陰性にあっさり仕上げ、秋冬は陽性にしっかり味をきかせる。

自分の舌で味をみながら、その日、そのときのからだが欲する味付けにしていくのが一番です。

料理の味付けに関して留意すべきは、レシピに書かれた調味料の「分量」ではなく、調味料の「質」です。

「どの塩も、どのしょう油も、みんな同じでしょ?」は、大きな間違いです。

一言で塩といっても、工場で化学的に作られる精製塩もあれば、海水を蒸発、結晶化させて作った天然塩もあります。

調味料は、本物でよいものにしっかりお金をかけて投資してください。少量ではあっても毎日口に入るものであり、長期にわたってからだ作りに関わるものだからです。

私が言う「いい調味料」とは、もちろん国産の材料を使い、昔ながらの製法で、惜しむことなく時間を費やし、伝統的に作られた調味料のことです。

スーパーに行くと信じられないほど安い調味料がずらりと並んでいますが、値段の安さにはそれなりの理由があります。安かろう悪かろうでは、病気と縁は切れません。

調味料は、季節を問わず毎日、毎食、一生通して使います。「安物買いの銭失い」にならないように、昔から伝統を守っている製造業者の国内産有機使用のものを買い求めてくださいね。

今の世の中、インターネットを活用すれば、家にいながらにして日本全国のいいものを探し出し、取り寄せることができます。

本物かニセ物か、よいか悪いか、善か悪か、嘘か真かがわかる人間になることが、自分や家族、そして社会がよくなる、一番手っとり早い方法です。

材料を炒めるときにひとつまみの塩

老舗《しにせ》のそば屋や鰻《うなぎ》屋などを紹介するときに、「秘伝のたれ」といった言葉がでてくることがありますね。

代々その店に伝わる、味の決め手となる特別な調味料を「秘伝のたれ」と称しているわけですが、私が料理をするときに、味の決め手にしているのは「たれ」ならぬ「塩」です。

しかも「秘伝」でもなんでもない、単なる「天然塩」です。

たとえば、野菜炒めを作る場合。鉄のフライパンをカンカンに熱し、油を引き野菜をフライパンに入れたときに、ほんのひとつまみの塩をふりかけます。何種類かの野菜を組み合わせて炒める場合は、新たに野菜がフライパンに入るたびに、塩をひとつまみ入れていきます。

何のための塩かというと、野菜の陰性を中庸にするためのもの。**野菜の多くは陰性なので、極陽性の天然塩がいいバランスをとる**のです。いわば味付けをする前の下ごしらえのようなものです。

味噌炒めにするときも、しょう油炒めにするときも、このひとつまみの塩が決め手です。甘い辛いも塩加減。旨いまずいも塩加減といって塩が大事の料理です。

きんぴらを作るときや野菜の炊《た》き合わせを作るときも一緒。

このひとつまみの塩によって、陰陽のバランスがとれ料理の味がグンとよくなるのです。

「ばあちゃんの料理は深みがあっておいしい」と言われますが、深みの決め手はこのひとつまみの塩、というわけです。

ちなみに「塩」といっても、私が使っているのは天然の塩です。

精製塩というのは、天然塩から微量ミネラルを取り除き、化学的な製法で結晶化させたもので、塩化ナトリウムが99%を占めています。カリウム、カルシウム、マグネシウムといった人のからだに必要なミネラルを、どうしてわざわざ取り除いてしまうのかわけがわかりません。

私は**精製塩を塩とは思っていません**。私が言う「塩」は、必須ミネラルが取り除かれていない天然の塩。にがりもなくミネラルたっぷりの塩のことなんです。

たかが塩、されど塩なのです。

「塩」が日本人の目の敵《かたき》にされてしまった意外な理由

ところで、この本を読んでいる人の中にも「そんなに塩を使って、大丈夫？」「塩分の摂り過ぎが心配」と思う人がいるかもしれませんね。

確かに今の世の中、減塩ばやりで、塩がまるで目の敵《かたき》にされているから、そう考えるのもご無理ごもっともだと思います。

でも、一汁一菜の食養生活をしている私は減塩なんかしません。「適塩」で楽しく元気に過ごしています。

そもそも日本で減塩という発想が生まれたのは、肉食が広まってからのこと。肉も塩もどちらもナトリウムが多いため、肉を食べる場合は、塩の摂り過ぎにはもちろん注意が肝心です。ナトリウムは血中濃度を上げると共に、基礎体温も上がり貧血が治るのです。しかし、普段肉食で体温が高く血圧が高い人には塩気は要注意です。どちらも陽性と陽性ですから、はじき合ってトラブッてしまいます（肉食をやめれば病気が治るという話は、私がこれまで出した本の中で、繰り返し話してきたので、ここでは省略します）。

国や産業界は、経済が回るように肉を食べさせたい。しかし、肉を食べている人が塩も食べると、今説明したように体調を崩してしまう。だから、塩を控えるようにと、減塩が叫ばれているのです。

私が使う食材は、穀物と野菜が中心。野菜は肉と違って、陽性のナトリウムは少なく、陰性のカリウムを多く含んでいます。ナトリウムである塩の摂り過ぎを心配する必要はさらさらないのです。

世の中には数多くの減塩商品が出回っているけど、これこそ要注意。塩を控えると保存性が悪くなり、腐りやすいので、減塩商品は添加物を大量に使わなければ日持ちがしません。

世の中の風潮に煽《あお》られて闇雲に減塩をするのではなく、自分のからだにとって何が必要で何が不必要なのかを一人ひとりがしっかり陰陽のものさしを使って考えていくこと

が、これから特に必要だと思います。

ナトリウムは、陽性で温まるミネラル元素ですが、肉はチッ素を含んだ陽性ですが血液を酸化させるのでたくさんの野菜が取り合わせに必要となります。カリウムやら、聞き慣れない言葉が出てきた、と思っている人もいるでしょうから、少し補足しておきましょう。

ナトリウムもカリウムも、ともに食物に含まれるミネラル元素の成分です。先ほど紹介した石塚左玄はこのナトリウムとカリウムに着目し、ナトリウムを陽、カリウムを陰と位置づけ、食事のバランスを考える際の基準としたのです（食べ物の陰陽については、43ページの陰陽表を参照してください）。

からだが陰性に偏ったり、陽性に偏ったりした場合、陰陽のバランスをとってからだを中庸にすることが大切です。

肉・魚・卵は極陽性食品で血液を酸性化にして汚しますが、塩は陽性でも血液は汚しません。むしろ塩を含んでいる味噌・しょう油・梅ぼし・たくあんは、いい血液を作って体を元気にします。救世主なのです。

肉に代表される極陽性を食べない私は、塩気をきかせた料理を食べているからこそ、80才の今、毎日元気印で全国を忙しくかけまわっていられるのです。

減塩で、かえって具合が悪くなる人も

今は貧血、冷え症、低体温、低血圧症、低血糖症、便秘症、不妊、セックスレスにインポテンツ等に悩む陰性の人が多いけれど、そうした人がそれこそ減塩なんかしたら、ますます重症化してしまいます。

塩は発熱現象をつくって基礎体温を上げてくれる、人間にとってなくてはならないもの。

とはいえ、からだが陰性になっているからといって、肉などの極陽性を食べるとその反動で今度は、極陰性の砂糖をたっぷり使ったお菓子を食べるとかいった荒療治では、病気の問屋と病気のデパートになって、人生を廃業してしまいます。

陰から陽に、陽から陰にと極端から極端では、からだに大きな負担がかかり、極陰と極陽のシーソーでぎっこんばったんした結果、病院と縁をもつ羽目になりかねません。

陰性の食べ物にしろ、陽性の食べ物にしろ、なるべく中庸に近い食材を選んで、あるいは調理によって中庸の健康にして心もからだも生き生きと元気にして下さい。

味噌汁を口に含んだときに「ちょっと濃いな」と思ったらお湯をさして薄め、「ちょっと薄いな」と思ったら塩を足す。自分がおいしいと思う塩加減にすればいいのです。

自分のからだに耳をすまして、自分のからだが必要としている塩分をきちんととる「適塩」が大事です。それが、あなたが持って生まれてきた本能＝センサーなのですから。

焼き塩を常備する

「美味《うま》いまずいも塩加減」「甘いも辛いも塩加減」というように、本物の塩は味の決め手となる最高の調味料。

塩気が薄いと味が完全にボケてしまうし、逆に塩気が強すぎると素材の風味を損ねて食べられない。

おいしいと思う塩加減は、人によっても違うし、同じ人でもそのときの体調によって違います。料理をするときは、ぜひとも自分の味覚と勘を働かせ、そのときのからだがちょうどいいと感じる塩加減＝「適塩」を心がけてちょうだいね。

自然の**塩が湿気を含んでしまったら、私はフライパンで塩を炒《い》って、湿気を飛ばしてから使うようにしています。**

1度に、1週間分くらい作っています。そして、これを常備するようにしています。

もちろん、炒るときの手の動きは右回転。フライパンで20～30分ほど炒ったら、小鉢などに移します。炒った塩は、陰性が飛び、味にグンと奥行が出ます。この塩をおにぎりや煮物、炒め物、ぬか床やちょっとした漬け物に活用しています。

塩は生命の源。防腐剤や殺菌剤として活発に活躍をするので、なくてはならない働きものです。

朝、塩水を飲む効用

昔、便秘には、

「朝一番に塩水を飲め」

といったものです。朝はからだとともに、腸が目覚めて活動する時間です。そこへ塩気が入ると、腸が活発に動き、排便を促す働きをします。

昔の人は、こうした塩の効用を経験的に知っていたから、お通じが悪くなると、朝起き抜けに塩水あるいは味噌汁を飲んだのです。体調が悪くなるとすぐに市販薬に頼り、便秘になったら、条件反射のように便秘薬を飲むような現代人とは大違いですよね。

確かに塩水は飲めませんので、味噌汁や梅醤番茶が最高の便秘薬です。梅干しや漬物の塩気で、便秘は改善されます。日々続ければ快食・快眠・快便が約束されることを請《う》け合います。

戦国武将は「男の子が生まれたら梅を三株植えよ」と命じた

梅干しは**「食の毒、水の毒、血の毒の三毒を消す」**といわれているほど、薬用効果が高いのです。お弁当のごはんの上に梅干しをのせたり、おにぎりに梅干しを入れたりするのも、おいしいだけでなく、梅干しに抗菌作用や食欲増進効果があるからなのです。

戦国時代の武将、黒田如水《くろだじょすい》は「男の子が生まれたら梅を三株植えよ」というおふれを家臣に出したといわれています。

梅の木を増やし、梅干しをふんだんに作ることで、自分の領内に住む人々の健康を守ろうと考えたのでしょう。

時代が下り、江戸時代になると、梅干しは庶民にも食べられるようになったといいます。

中年《さる》の梅干しが特にいいというけれど、12年に1度巡ってくるのを待つのは無理だから、6月の梅の時節に自家製の梅干しを漬けこんで、料理に大いに活用してみてはいかがですか。

講演会のときに、「梅干しを漬けた人、手を挙げて」と会場の人に聞いてみると、以前に比べて、手を挙げる人がずいぶん増えました。

ばあちゃんの本を読んで、食事を和食にしたらすっかり体調がよくなり、梅干しやらっきょう漬け、味噌も作りましたという人たちが、増えつづけ本というのも大変な御用と働きをしているのだとびっくりしています。

昔の日本人が旅に携帯していたのは、電話ではなくて梅干し

ちょっと前の日本人は、慣れない土地の水を飲んで水にあたったり、よからぬものを食べて食にあたったりしたときは、梅干しをひとつ食べました。

さらに種を割って、仁《じん》と呼ばれる中の白い部分（天神さん）を食べて、体調を整えたものです。熟していない梅の仁には毒があるけれど、熟した梅干しの仁には、鎮痛作用、消炎作用、殺菌作用、整腸作用があるといわれていて、昔の人は「天神さん」と呼んで食べていました。

現代人は携帯電話が必携品だけど、昔の人は旅に出るときに、必ず梅干しを持って出たものです。

昔の人は、科学的な知識は持っていなくとも、生活の知恵として梅干しの効能をよく知っていたんですね。

私は毎日、梅干しを食べていますよ。おかずがなくても梅干しがあれば、おいしくごはんを食べられ、満足しています。

ごはんが冷えていたら、ぐらぐら沸いたお湯でごはんを洗い、しょう油をいれてあたたまったごはんに梅干しを入れ、生わさびも入れ、あぶった海苔をもんでふりかけ食べます。シンプルだけどこれがまためちゃくちゃおいしいんです。

食事をするとき、実は2リットルもの唾液が消化酵素の働きによって動くといいますが、梅干しをひとつ食べると、3リットルもの唾液が出て消化酵素が増えて消化吸収に働くといわれます。

ともかく、私の場合は、1年365日、梅干しを1粒も食べずに1日が終わることはありません。

病気知らずで元気でいられるのも、きっと毎日食べるごはんと味噌汁と梅干しのお陰でしょう。減塩をしている人から見たら、ちょっと驚きでしょうね。

梅干しから作った梅しょう番茶は、陰性の病気、陽性の病気、どちらにもよく効きます。疲労回復や内臓強化に絶対にお勧めします。毎日欠かさず飲んでみなさい。体質改善の決め手となり、からだや心が日に日に良くなること、請けあいです。

レシピ❶【梅しょう番茶】

(1) 中ぐらいの梅干しひとつの種をとり、湯呑み茶碗に入れ、箸でよく突ついて練る。

(2) しょう油を大さじ軽く1杯入れ、しょうがのおろし汁少々を入れ熱い3年番茶を注いでかき回して飲む。梅干しのある方は、ぜひ飲んで体験をしてみて下さい。

梅漬けと梅干しの違い

私の母が毎年梅干しを漬けていたように、私も毎年梅干しを漬けています。梅干しを自分で漬ける人の中には塩分を気にして、塩を少なめにする人もいるようだけど、梅干しは保存食。減塩したら、夏を越せずにたちまち腐ってしまいます。塩を惜しんで梅干しを作ると、天罰が下って捨てる羽目になってしまうんです。

ましてや塩の代わりに保存料なんか入れたら、梅干しの薬効が相殺《そうさい》されてしまいます。それから、使う塩はフライパンか鉄鍋で軽く炒る。このひと手間で、梅干しの味が違ってきます。ひと手間が、大事なんです。

ところで、梅干しは、梅を塩漬けにし、梅酢が上がってからしその葉を塩でもんで、さらに梅酢を加えてよくもむと、真っ赤で美しい色に染まります。それから梅を取り出し三日三晩土用《どよう》干しをして作ります。だから、梅干しというのです。

昼は陽性の太陽の光にカンカンさらし、夜は陰性の月の湿気を吸収させる。これを三日三晩繰り返すことで、梅漬けから梅干しになるのです。もちろん梅干しを干している間は、梅を雨にあててはいけないから、家を留守にすることができません。

干すのが面倒だから「梅漬けでいい」という人もいるけど、それではクエン酸による殺菌効果が生まれません。しょっぱさは同じでも、梅干しと梅漬けでは天と地の差があり、お話になりません。

梅干しを思い出すだけで、条件反射で口の中が酸っぱくなって唾液が出てきます。これがお米のデンプンの消化に働きます。そして、ブドウ糖になって体内で燃える際はクエン酸サイクル（人間のからだの中でエネルギーをつくりだすサイクル。細胞の中のミトコンドリアで行なわれる）で完全燃焼します。梅干しの成分であるクエン酸が不足すると、このクエン酸サイクルが活発に働かなくなり、疲れを感じたり、体脂肪が増えたりするんです。

つまり、米と梅干しは切っても切れない相棒なのです。

味噌は2種類使う

私は味噌汁のことを、「**飲む点滴**」と呼んでいます。味噌は昔から「**医者に金を払うより味噌屋に払え**」といわれるくらい、とても栄養価が高いんです。

「飲む点滴」味噌汁をはじめ、味噌炒め、味噌煮、味噌和え、味噌漬けと、私の食卓には味噌味の料理がよく登場します。味噌はからだを温める他、ニコチンを中和したり、放射能やがんを予防したり、老化を防止するといった働きがあります。たばこを吸う人には特におすすめします。

以前、テレビコマーシャルで「あわせるのがみそ」なんて言葉が流れていたけど、**味噌は1種類で使うより、2種、3種と複数の味噌を組み合わせることで、断然おいしさが増します**。

味噌は原料によって、米味噌、麦味噌、豆味噌の3種類があります。夏は陰性の麦味噌、冬は陽性の豆味噌を主に使います。麦味噌は大豆に麦麹《こうじ》を加えて作ったもの、豆味噌は大豆のみで作ったものです。

味噌を使うときは、米味噌と麦味噌、麦味噌と豆味噌、豆味噌と米味噌というように、単独ではなく複数の味噌を組み合わせて使いましょう。

また、同じ米味噌であっても大豆の産地や作った場所、製造年月によって皆味が違うので、種類の違いにかかわらず、作り手が違う米味噌と米味噌を合わせて使うというのでも構いません。

どういう味噌をどんな割合で混ぜるかは、お好みしだい。料理人の裁量で決めてください。

ただし、白味噌は例外です。麹の割合が大豆よりも多く、3カ月とか半年で食べるので陰性がとても強く、体調が悪い人には向きません。

それから、**味噌汁を作るときは、味噌を溶き入れてから決して煮立てないこと。**味噌に含まれる酵母菌が死んでしまいます。酵母菌が死んでしまった味噌汁は、「飲む点滴」にはならないから、くれぐれも気をつけてちょうだいね。味噌を入れてから火を止める、間一髪の手際が大事なんですよ。

ちなみに私は、土鍋で味噌汁を作っているので、あらかじめ味噌を用意して具材がぐらぐら煮えたら、そこで味噌を手際よく溶いて入れぐらっと来たら間一髪、火を止めます。

土鍋は保温性が高く、火を止めてから味噌を溶いてもしばらくは熱々の状態。酵母が生きた状態の、香り高い味噌汁が飲めるというわけです。

日本は発酵食品ができやすい国です。どんどん作ってどんどん食べれば、不思議や不思議、体調がよくなったという人が増えておりますよ。

しょう油も2種類使う

しょう油は味噌と並ぶ、日本の代表的な調味料。濃口、薄口、溜まり、再仕込み、白しょう油の5種類があります。

私は、しょう油で味付けするときも味に深みを出したいので、濃口しょう油と薄口しょう油を合わせて使うようにしています。

濃口は日本全国で広く使われているしょう油で、もっとも一般的なもの。

薄口は、濃口よりも色が薄く、炊き合わせなど素材の色を活かしたいときによく使われているしょう油です。

名称からすると、薄口しょう油は濃口しょう油より味が薄いような感じがしますが、実際は、薄口しょう油のほうが濃口しょう油よりも塩気が強いので、使うときは気をつけてくださいね。

しょう油となると家ではなかなか作れませんので、多くの人が、市販のしょう油を買うことになると思います。買うときの注意事項を簡単にお話ししておきましょう。

どのしょう油にも商品名のラベルとは別に、原材料や内容量が記された食品表示が必ず貼られています。**食品を選ぶときは商品名やデザインではなく、この食品表示をよく見てほしいのです。**

注目するのは**「品名」と「原材料名」**です。

品名のところには、濃口しょう油とか薄口しょう油などと書かれており、その後に鉤《かぎ》カッコをして製法が記されています。

伝統的な製法であれば「本醸造方式」と記されています。「混合醸造方式」とか「混合方式」と記されているのは、アミノ酸などを使って旨味を出したものや、製造期間を短縮して作ったものですから、私が言う「いい調味料」には入りません。

また、しょう油は大豆と小麦と食塩から作られます。原材料名の欄に、これらの材料以外に、アルコールや保存料などの添加物が記されていたら、やはり「いい調味料」とはいえません。

さらに、脱脂加工大豆が使われたしょう油が多く出回っています。「脱脂加工」と余分な言葉が頭についている「大豆」でないかも、ぜひ確認してください。脱脂加工大豆というのは、大豆から油分を抜いたもので、これを使うと発酵期間が短縮でき、大量にしょう油を作ることができるというわけです。

手間を惜しんで儲《もう》けを優先した商品がいいものであるかどうかは、皆さんの賢い判断が大事です。

味噌、しょう油、梅干しの3年物から塩分を摂るのが最高

味噌もしょう油も、大豆を原料にして作られます。大豆は、陰と陽から見ると極陰性の食べ物ですが、塩を加え、火で熱し、時間をかけて発酵・熟成することによって、徐々にアミノ酸に分解され、約3年の月日が経つと極陽性に大転換します（前述のように白味噌は陰性が強いですが、それは3カ月から半年しか時間をかけていないからです）。

ですから、**1年目のものより2年目のもの、2年目のものより3年目のもののほうが、薬効成分が多く含まれています。**

これを「食薬」といいます。

年月を重ねることでまろやかで深みのある味になるだけでなく、塩が枯れて塩の害がなくなるので、あらゆる料理に大いに使ってください。

発酵食品ではないけれど、梅干しも長くおくことで薬効が高まります。1年ものの梅

干しは塩の味がたっておいしくないけれど、2年、3年と年を経たものは、塩気が枯れてこっくりとした旨味があります。

塩気が十分でない梅干しや、余分なものが入った梅干しのまがい物には賞味期限がありますが、**真っ当な方法で作った梅干しは何年も保存可能。10年とそれ以上。**

それどころか時間が経ったものほど、味もよく、からだにもいいというわけです。

うちには15年目の梅干しがあるけれど、ここまで寝かせるとゼリー状になって、薬効がさらに高まります。神薬《かみやく》といってもいいでしょう。

みりんは煮切ったものを使う

いいみりんは、料理に艶《つや》や照りを出したり、味をまろやかにしたり、煮崩れを防いだりしてくれます。

私は砂糖を一切使わないので、**甘味を加えたいときにはみりんを使っています。**

ただし、みりんには陰性のアルコール分があるので、そのまま使わず、**一度煮切ったものを使うようにしています。**酒も同様です。

煮切るとは、火にかけて沸騰させること。

アルコールは陰性だし、臭いが料理の風味を損ねてしまうので、沸騰させてアルコール分を飛ばすのです。

その都度煮切りみりんや煮切り酒を作るのは大変なので、私はある程度の量を煮切り、空き瓶に移して数日で使い切るようにしています。

アルコールを飛ばした煮切りみりん、煮切り酒は腐敗しやすいので、作りすぎないように。こまめに作るか、冷蔵庫で保管するなどしてください。

それから、もうおわかりだとは思うけど、酒もみりんも自然醸造で作ったものをぜひ使ってちょうだいね。

ばあちゃんが砂糖を使わない理由

和え物を作るときも煮物を作るときも、「食養」では決して砂糖を使いません。砂糖は極陰性で、人のからだの血を溶かす溶血性食品だからです。

陰性の低体温、生理痛、不妊症の女性はあきらかにからだが陰性に冷えて緩んだ貧血症状なのです。貧血とは読んで字のごとし、血が貧しくってうすくて少ないから正常な体温もないのです。その原因が実は砂糖です。

砂糖は極陰性の食べ物だから、食べると血が溶かされ、緩んでしまうのです。

今、市場に出回っている食品のほとんどに、砂糖や甘味料が使われています。清涼飲料水、ケーキやパン、スイーツにはたっぷりと入っています。そのうえ、おかずに砂糖を使ったりしたら、それこそ砂糖漬けで緩みっぱなしです。

確かに砂糖は口当たりがよくなりますが、おいしい甘い、麻薬なのです。現代人は、砂糖中毒です。

「砂糖を食べると幸せになる」なんていうのん気なことを言っていられません。食物の陰と陽を知らないから、そんなことが言えるんです。

砂糖水を飲むと、胃の働きは数十秒もの間、ピタリと止まります。これを「糖反射」と言います。糖分が絶縁物質となって、細胞の神経信号の伝達を阻害するからです。

このように、砂糖は百害あって一利なし、なんです。

ではどうして、こんなに甘い物が世の中にあふれ、多くの人がそれを欲するのでしょう？

それは、日本の食事が欧米化し、肉や卵を大量に食べるようになったからです。肉も卵も極陽性食品で肉に含まれるナトリウムが多く血液が酸化して熱くなってオーバーヒートを起こしその反動で極陰性の砂糖を食べたくなるのです。その結果、陽と陰の両極端のシーソーとなり、文明病の温床になっているのです。

極陽性の肉と極陰性の砂糖を食べるということは、右から左へ、左から右へと最大の

振り幅で揺れるということ。左右に目一杯大きく振れている振り子を見て、からだは安定をしていると思いますか？

この振り子の紐《ひも》が切れたら、おもりがどこかにぶっ飛んでいってしまうんじゃないかと心配になりませんか？

振り子を大きく揺らしながら、極陰性の病気と極陽性の病気を同時につくっているのが現代人です。**肉と砂糖を断つだけで、病気の症状は半分はよくなるはずです。**

もちろん、急にはなかなか変えられません。

私だって、桜沢如一が提唱する食養に出会って、すべてをがらりと変えたわけではありません。

土鍋でごはんを炊くことから始め、動物性タンパク質を減らし、砂糖を減らし、実に30年かけて、今の食スタイルを確立したんです。

各々《おのおの》が、できることからできる範囲で変えていけばいいんです。一汁一菜を意識しながら、肉や卵の量を減らし、料理を作るときも砂糖をみりんに変えたりすればいいんです。

土鍋でごはんを炊いて食べているだけで、それほど頻繁に肉や砂糖を食べたいと思わなくなるから不思議です。いい米、いい野菜、天然醸造の調味料で味付けをすれば、十分おいしい料理ができることがわかってきます。

あせらず少しずつ変えていけばいい。次第にからだの感度がよくなり、自然と自分のからだに必要のないものは欲しくはなくなってくるものです。

貧血の人は、酢を生のまま使ってはいけない

酢を飲んで元気になるという健康法が一時期話題になっていたけれど、酢は砂糖と同じくらい極陰性の「溶血性《ようけつ》食品」なので、注意が必要です。

ためしに、酢の栓を抜いたままテーブルの上にしばらく置いてみてください。

酢の臭いが部屋に充満し、人によっては目にしみることもあるでしょう。

そこまで臭いが広がるということは、それだけ陰性の拡散性が強いということなんです。

拡散性のエネルギーが強いということは、血液を溶かしからだを冷やし、緩め弛緩《しかん》させる働きが強いのです。

酢はアルカリ性食品で血液をさらさらにして健康によい、というイメージがあるけれど、陰陽から眺めると怖い食品なのです。それは脂肪肝の人や動物性食品の取り過ぎの

人など一部の人にとって、少しの酢のものだけに限ります。

ちなみに人間の血液を取り出し、その中に酢を垂らすと、赤血球がパラパラと溶けて破壊されてしまうといいます。健康になりたくてお酢を飲み、その結果、からだの大切な血液を溶かしてしまっては、元も子もありませんよね。

とはいえ、夏の暑い日に食べる酢の物はおいしいし、お祝い事でもあればお寿司だって食べたくなるものです。どうしても酢を料理に使いたいという場合もあるでしょう。

そんなときは、お酢に火を加えましょう。

お酢に少し火を加えると、陰性が飛び、味もまろやかになるのです。

ただし、沸騰させてはいけません。

極陰性の酢には有害性もあるけれど、殺菌剤と防腐剤になるという効果的なところもあるのです。魚の脂の中和や分解に働き、魚の臭みや灰汁《あく》をとり、色を白く仕上げます。みょうがや新しょうがをピンク色に変化させる力も秘めています。だから、さっと火を加えて上手に使えばいいのです。

みりんや酒のように煮切るのではありません。たとえば、煮切ったみりんを瓶に移しまだ熱い土鍋にそのまま酢をちょっと入れておくだけでも、酢の陰性を飛ばすことができます。

何でもそうですが、その都度ひとつひとつの作業を個別にやろうとすると面倒だけど煮切りみりんを作った後に、お酢を温めるというように、段取りや手順の工夫をすることも、料理にとってはとても大事になるんですよ。

繰り返しになりますが、酢は揮発性なので、煮切ってしまわないととてもまろやかな料理に仕上がります。

干ししいたけの使いかた

太陽の光を当てて乾燥させた干ししいたけには、ビタミンDが豊富に含まれています。生のしいたけよりも旨味成分が高く、保存もきくので、料理に旨味を加えるだしとして、日本では古くから使われています。

天日で干すと時間がかかるからと、電気で乾燥させた「乾燥しいたけ」が出回っているようですが、電気で乾燥させたものと天日に干したものは、だしの出方が全然違います。

山の中で、ナラやクヌギの榾木《ほだぎ》でゆっくり自然に育ったしいたけもだんだん少なくなり、小屋で栽培されるようになりました。品質は悪くなるばかりです。干ししいたけを買うときには、どこでどのように作られたものなのかを、ちゃんと確認してくださいね。

さて、干ししいたけを料理に使うときは、一般的に「もどす」という作業をするようですが、私の場合はちょっと違います。

土鍋にはった水やお湯に乾燥したカチカチのしいたけをそのままポンと入れて、だしをとって使います。

料理の本には、「しいたけを冷水に5〜6時間浸《ひた》す」と書いてあるけれど、水に浸して放置したら陰性になって、味が悪くなってしまいます。

だしをとるときは、干ししいたけを水から入れ、10分くらい沸騰させるといい出汁がでます。

知らない人はギョッとするかもしれないけれど、だまされたと思って、その要領で一度試してみてちょうだい。簡単で香りも味もしっかりしていて、煮物に使っても嚙みごたえがあって、おいしく食べられます。

食養では、熱とりや頭痛、高血圧の緩和にしいたけ汁（しいたけを煎じてしょう油で味付けしたスープ）を使いますが、これもとっさのときは症状を消す薬効があるので便利なものです。

昆布は使い切ったら佃煮《つくだに》に。ただし、危険な昆布も

私は味噌汁が大好きで、毎日必ず飲んでいます。味噌汁のだしを何でとるかはさまざまですが、私は昆布を使っています。

昆布でだしをとる場合は、硬く絞ったぬれ布巾《ぶきん》で軽く拭《ふ》いてから、土鍋にはった水に4時間ほど漬けます。鍋は、アルミやステンレスではなく、土鍋です。**鍋によって、昆布だしの味ががらりと違います。**

料理教室に来た人たちに、それぞれの鍋で出した昆布だしを、味見してもらうことがあります。どの鍋でとっただしかは言わずにそれぞれ飲んでもらったのです。

「ん？　これはちょっと……」

「まあまあだけど、納得いかない」

という声がある中、土鍋でとった昆布だしに関しては「ああ、これはおいしい！」と

いう声が圧倒的に多く聞こえてきました。

同じ昆布でも、鍋の素材によって違いが出てきてしまうのです。「だしをとるなら土鍋」とぜひ心してほしいと思います。土鍋のすばらしさについては、3章で改めてお話ししますね。

だしをとった後の昆布も、無駄にはしません。細かく刻んでささっと佃煮にしたり、煮物に使ったりします。

レシピ❷【昆布の佃煮】

(1)熱した鉄のフライパンにゴマ油を引いて、生ゴマを入れ、さらに刻んだ昆布を入れてしばらく右回転で炒める。
(2)昆布に十分油が回ったら、水を少しさし、昆布がくたくたになるまで煮る。
(3)煮切り酒を加え、濃口と薄口のしょう油で味付けをする。

ごはんがあって、味噌汁があって、この佃煮で一汁一菜の食養メニューの完成というわけです。

ところで、この昆布もまた、買うときには注意が必要です。決して闇雲《やみくも》に安物を買ったらいけませんよ。

海産物である昆布があそこまでカチカチになるには、当然干すという作業が必要になります。

海から採ってきた大量の昆布をどこで干すかというと、海岸です。海岸には雑草が生えますが、濡れた昆布に雑草がべったりついてしまうと、商品になりません。

そこで、どうするか。

人の口に入る物を作るという自覚をもった良心的な作り手だったら、自分の手で、草取りをし、そこに昆布を干すでしょう。

でも、自分が食べるのではないし、手間をかけずに作って金儲けをしたいという作り手の場合は、自分の労力は使わず、草取りは除草剤にするのです。

草はついていなくても目に見えない除草剤がついた昆布は怖くて、絶対に食べたくありません。除草剤のついた昆布よりも、草のついた昆布のほうがよほどましです。「知らぬが仏」「見ぬこと清し」と言って、無知ではすまされません。

他の食品と同様、昆布にも高い物と安い物があります。高い商品には高いなりの、安い商品には安いなりの理由があるんです。昆布の場合もまた、見た目だけではなかなか判断できませんが、干す場所の事情と作り手の手間をちゃんと考慮したうえで選んでほしいと思います。

油揚げでいいだしをとる

油揚げというとおいなりさんを思い浮かべる人が多いと思うけど、私はだしとして油揚げを使います。肉は一切使わないし、かつおぶしも使わないので、煮物をするときや毎日の味噌汁を作るときに、油揚げで旨味を加えるのです。

もちろん、私が買うのは、無農薬栽培の国産大豆を使って、真面目に手作りしているお豆腐屋さんの油揚げです。

スーパーに行くと3枚100円くらいで売っている油揚げがあるらしいけど、どうしてそんなに安く作ることができるのか疑問を感じます。

だしがわりに使うといえども、口に入るものはすべて、からだを作る原材料です。どこで作られたどんな大豆なのか、どんな油で揚げているのかなどを、ちゃんと食品表示で確認してから、いいものを買うようにしてちょうだいね。

そして、**油揚げを使うときは、必ず油抜きをしてから使うことも忘れずに**。油というのは空気に触れると酸化するからです。お豆腐屋さんの善し悪しにかかわらず、油で揚げた油揚げは必ず酸化しているので、調理するときは、熱湯でぐつぐつと煮て、油抜きをしましょう。

一般的にはこれで油揚げの下ごしらえは完了ですが、私の場合はもうひと手間かけます。何をするかというと、**適当な大きさに切った油揚げを、土鍋の中でかるくから炒りするんです**。

油揚げの水分が飛んできたところへ昆布だしを入れて、味噌汁なり煮物を作ります。ほんのちょっとしたことですが、このひと手間を加えることで、油揚げのコクが引き出されるんです。

「え、それだけで味が変わるの?」と思うかもしれないけど、これが料理の不思議であり、面白さ。嘘だと思ったら、一度試してみてください。味の違いがわかり、次からは率先して油揚げをから炒りしたくなるはずです。

こうした下ごしらえを手間と思わず、料理をおいしくする魔法と思って、毎日の調理を楽しんでほしいと思います。

レシピ❸【菜っ葉と油揚げの味噌汁】

(1)油揚げは熱湯で茹でて油抜きをしておく。
(2)千切りにした油揚げをゴマ油で炒め、昆布だしを注いで沸騰させる。
(3)菜っ葉は灰汁抜きが必要なものは下処理をしてから、刻んで(2)に入れる。
(4)少し煮る。
(5)味噌を溶き入れる。味噌を入れてからはぐつぐつ煮ない。味噌は2種類の合わせ味噌で。

レシピ❹【菜の花と油揚げの煮しめ】

(1)油揚げは熱湯で茹でて油抜きをしておく。

(2)菜の花はひと塩入れた湯でさっと茹でて水にさらして絞って水を切っておく。
(3)フライパンにゴマ油を入れ、油揚げを炒め、菜の花を入れて煮切りみりん・酒・しょう油で味をととのえる。しょう油は2種類使う。

いりこは使わない

かつおぶしやいりこも日本の代表的なだしなので、少しお話をしておきましょう。

かつおぶしは、内臓を取り除き、三枚におろしたカツオを茹でてから、時間をかけて薫製《くんせい》にしたものです。吊るして薫製にする際に、カツオの脂肪分はすべて下に落ちてしまいます。

一方、いりこは、大量のカタクチイワシを洗浄し、茹でてから乾燥させたものです。茹でるときも、多くの薬品を使っていると聞きますし、内臓がそのまま残っているので、乾燥する過程でその内臓がどんどん酸化していきます。

脂肪が酸化した過酸化脂質は、唾液と反応すると有害物質の亜硝酸塩になるというから、いりこはお勧めできません。

では、かつおぶしならなんでもいいかというと、残念ながらそうではありません。

いりこと同様、薬品を入れた湯で茹でられたものや、人工的にカビをつけることで時間をかけて薫製したかのようにごまかしているものもあるから、油断は禁物。

かつおぶしもまた値段が安すぎるものには、何かわけがあると疑ったほうがいいでしょう。

けむりでいぶす薫製はタンパク質がアミノ酸に分解されて、グルタミン酸が増え、色はあめ色となります。深みのある旨味が出ます。

③

台所ではこんな道具を使っています

土鍋のよさ

うちの台所には、アルミの鍋はもちろん、ステンレスやホーローの鍋もありません。何で煮炊きをしているかというと、土鍋です。ごはんを炊くのも、味噌汁を作るのも、煮物を煮るのも、野菜を蒸すのも、全部土鍋です。

重たいし、扱いづらいのに、どうしてわざわざ土鍋なんて使うのか、ですって？

そりゃもちろん、土鍋で作った料理がおいしく、からだにもいいからです。

熱伝導率が低い土鍋は、じっくりと遠赤外線の熱で温まり、一度熱くなると冷めにくいというのが特長。これが、土鍋料理をおいしくする鍵となっているんです。

料理の甘味や旨味は55度から60度の低い温度で生み出されるといいます。また、料理の味は熱い状態から冷めていくときに、食材にしみこんでいくといわれています。

土鍋で調理すれば、ゆっくり加熱することで、食材から自然の旨味と甘味を引き出

③ 台所ではこんな道具を使っています

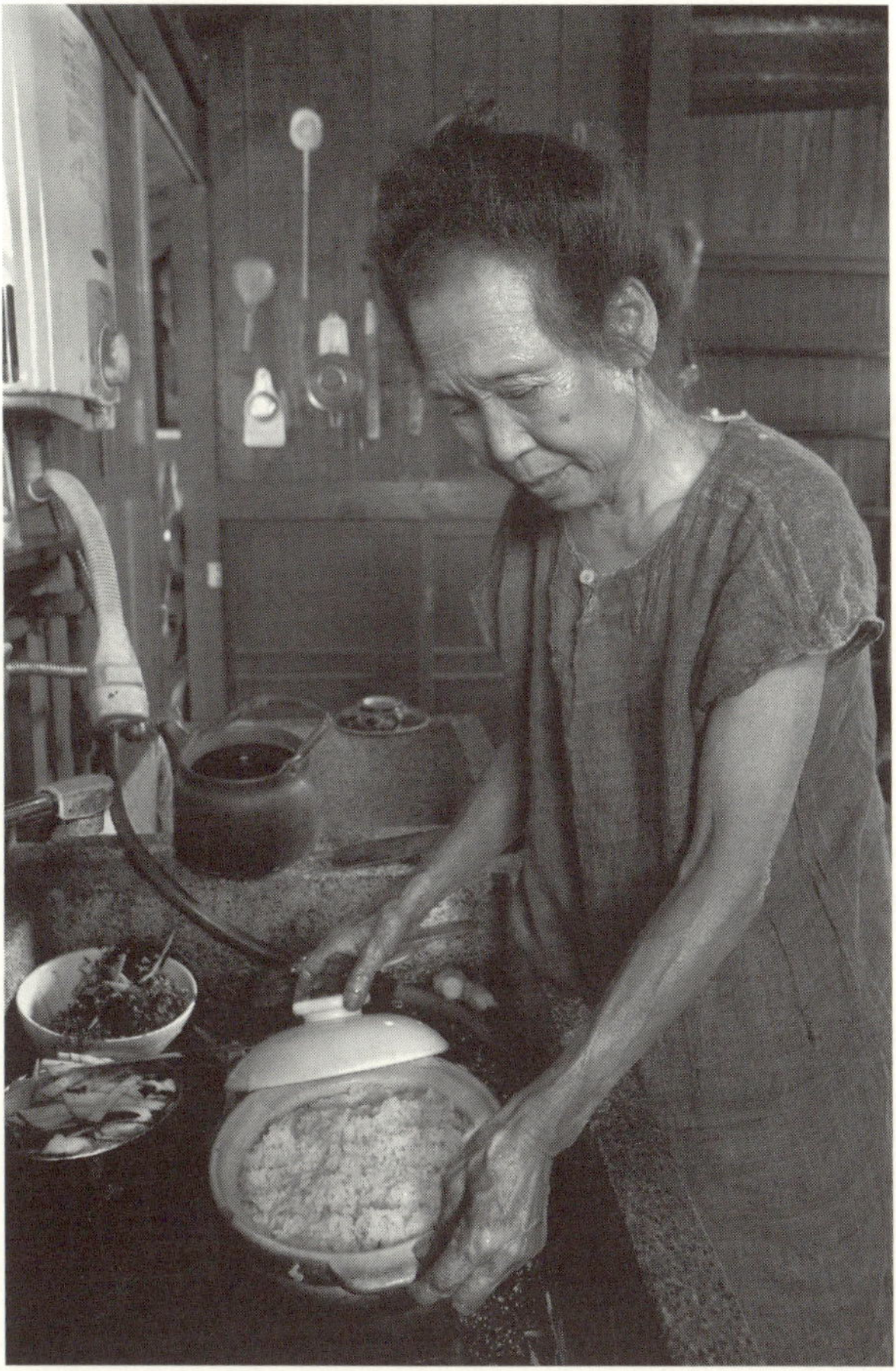

若杉ばあちゃんの台所では、土鍋が大活躍

し、さらに、ゆっくり冷ますことで味をしっかりしみこませることができるのです。

また、遠赤外線効果で、食材が芯《しん》からふっくらやわらかくなります。食材の組織が破壊されることもなく、食材そのものがもっている栄養をそっくりそのままいただくことができるというわけです。

同じ食材、同じ調味料を使ったとしても、土鍋で作ったものと、金属の鍋で作ったものとでは、味わいがまったく違います。特別なことをしなくても、ただ単に使う鍋を土鍋にするだけで、味が数段おいしくなり、消化もよくなり、栄養価も高く煮えるのだから、土鍋を使わない手はありません。

鍋物をするときしか土鍋を使っていなかったという人は、今すぐ天袋から土鍋を出して、毎日の料理に活用してちょうだいね。

いろいろな料理に使ってほしいと思うけど、まずは土鍋でごはんを炊くことから始めましょう。ふっくら炊きあがったごはんを食べれば、土鍋のよさがわかり、きっと他の料理も土鍋で作りたくなるはずです。

フリーマーケットやリサイクルショップで探せば、いい物が安く見つかるはずです。土鍋で料理の利点は、使う程に砂糖が段々といらなくなること。みりんだけの甘さに満足できるからなのです。

レシピ❺【土鍋での玄米の炊き方】

(1)洗った玄米を土鍋に入れ、2倍の量の水で一晩水に漬けておく。夏場は放置しておくと傷《いた》むので、冷蔵庫に入れるか、まめに水をかえて浸水。
(2)水をざるでよく切った後、新たに水を加える。目安としては、新米なら1・5倍〜1・8倍。
(3)炊く直前に、米1合につきひとつまみの塩を入れる。
(4)ふたをして中火にかける。沸騰したら弱火にかけて水気が少なくなり、カニ穴があいてきたら、土鍋の小さな穴に木栓をして弱火で20分はむらす。
(5)その後、しゃもじで混ぜて天地がえし。茶碗によそう。

※精米機をお持ちの場合は、分《ぶ》づき米《まい》だともっと短縮して炊ける。
※土鍋は、強火より中火、中火より弱火、と火加減をして炊いてください。

すり鉢すりこ木は必須

ゴマをすったり、山芋をする、和え物を作るとき、私はすり鉢とすりこ木をよく使います。うちの台所には、大きさの異なるすり鉢が8つあります。料理によって使い分けます。

最近じゃ、すり鉢とすりこ木がない家が増えているようだけど、食養を実践しようと思うなら、すり鉢とすりこ木は必須。

私のように8つも持つ必要はないけれど、せめて一組は持っていなくちゃね。

ゴマは炒ったものを買うと酸化しているから、絶対に買ってはいけません。もちろん炒りゴマだって同じこと。

洗いゴマを買い、それを自分で炒って、すり鉢に入れてすりこ木でする。それがゴマを使うときの基本の「き」です。

もちろん、炒るのも、するのも、そのときに使う分だけですよ。**炒ったゴマ、すったゴマは使い切る。これが鉄則です。**

ちなみに、私はゴマを炒るときは、焙烙《ほうろく》のゴマ炒り器を使っています。焙烙も土鍋の一種だから、遠赤外線効果で、ゴマをおいしく炒ることができるんですよ。

冬物のじねんじょうは、右回転でごりごりと二千回。男性の強壮剤です。子宝のほしいときはお試しあれ。

③ 台所ではこんな道具を使っています

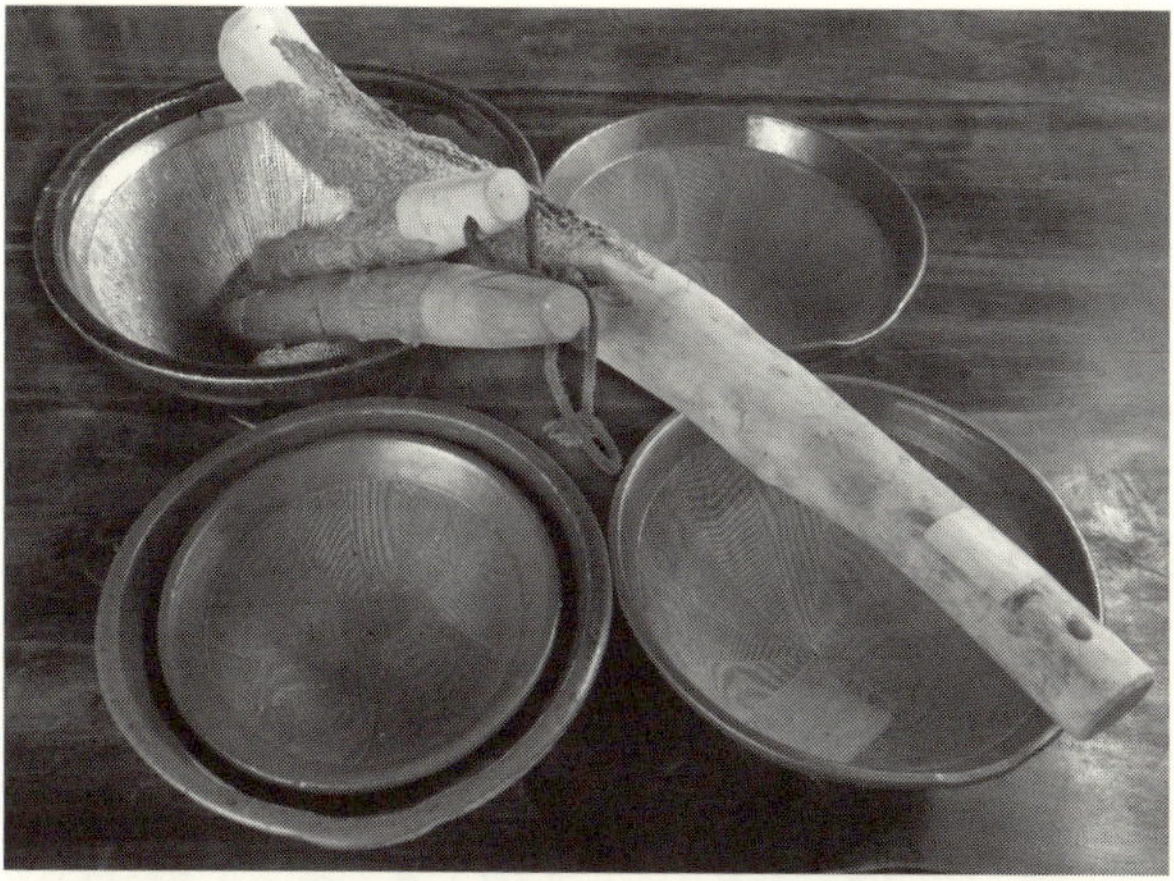

食養を実践しようと思ったら、すり鉢とすりこ木は必需品

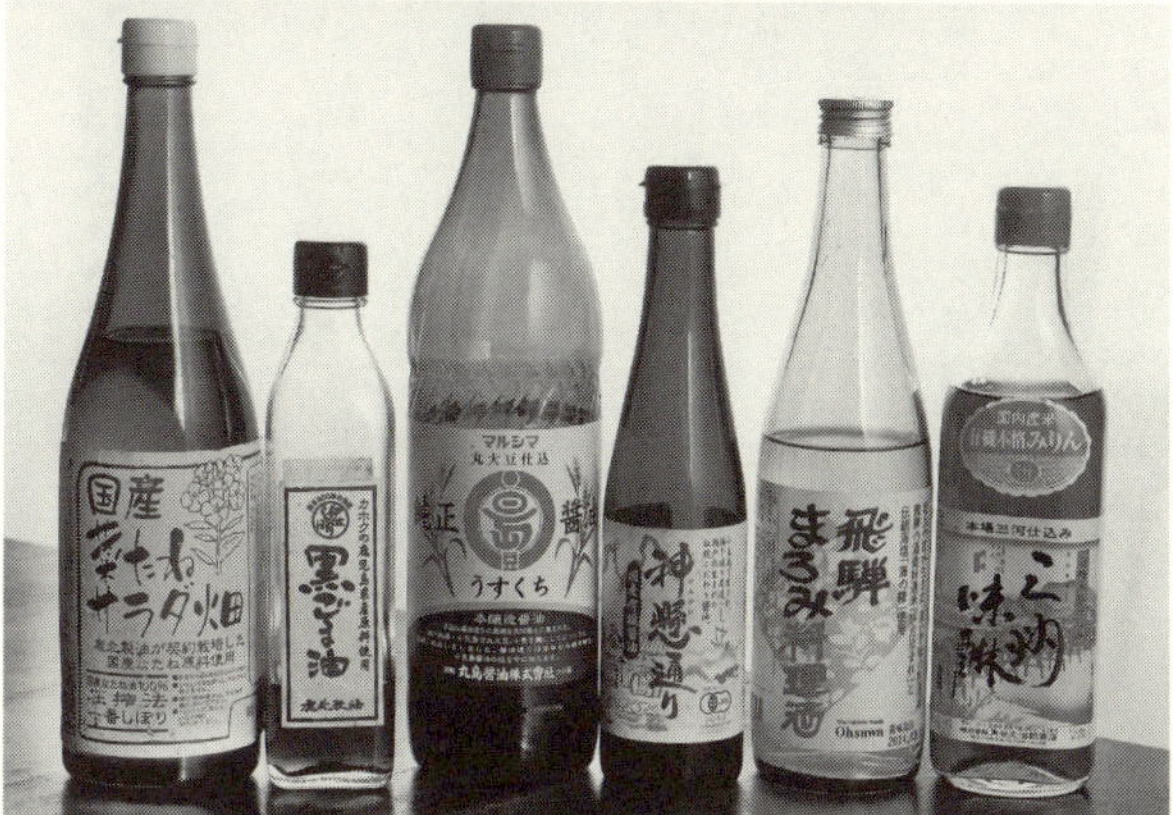

調味料は毎日口に入るもの。「本物」を使いたい

フッ素樹脂加工のフライパンはよくない

こげないし軽い、くっつかないから便利ということで、今じゃ、フライパンといえばフッ素樹脂（テフロン）加工されたものがほとんどだそうですね。昔ながらのシンプルな鉄のフライパンを探しても、なかなか見つからないというから驚きです。

ちなみに、テフロンは化学薬品のこと。つまり、テフロンのフライパンや鍋は、化学薬品で覆《おお》われたフライパンや鍋ということです。

テフロンのフライパンをから焚きしたり、傷のついたテフロンのフライパンで料理したりすると、ＰＦＯＡという有害物質が発生し溶け出すといわれています。それにテフロンのフライパンは、使っているうちに表面のテフロンが徐々にはがれて、こげない、くっつかないという効果が、数年でなくなってしまうというじゃありませんか。

はがれたものはいったいどこに行ってしまうのか？

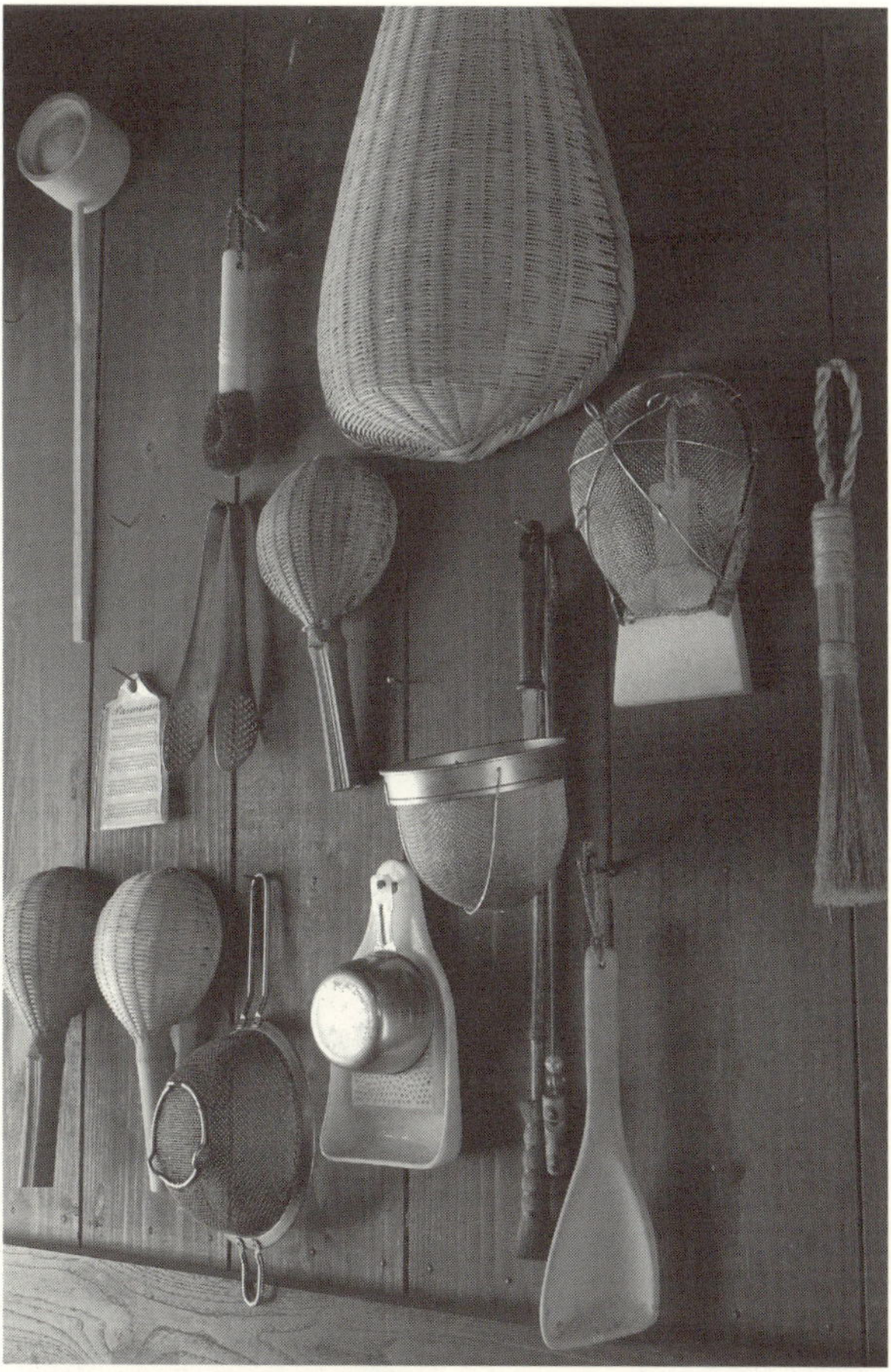

壁に掛かっている、愛用の調理道具

考えただけでも恐ろしいことです。

私は目新しいものにはいっさい興味がないので、**昔ながらの鉄のフライパンを愛用しています**。かれこれ20年以上使っているけど、油が馴染んでとてもいい状態。これから先もまだまだ十分使うことができそうです。

もちろん鉄のフライパンのよさは、耐久性だけではありませんよ。

まず、テフロンのフライパンと違って、**から焚きしても傷がついても有毒な化学物質など出てくることはありません**。

調理の過程でフライパンから鉄分が溶け出してきますが、鉄分は人間のからだに必要なものだから、なんら心配することはありません。むしろ、人間に必要とされる鉄分を調理器具から適度に摂ることができるのだから、一石二鳥といえるでしょう。

鉄欠乏性貧血を改善しようと、鉄分の入ったサプリメントを飲んでいる人がいるようだけど、化学的な薬に頼っていては、からだを立て直すことはできませんよ。

鉄分を補いたいと思ったら、テフロンのフライパンから鉄のフライパンに買い替えること。

さらにやかんを鉄瓶に替えれば、お茶を飲むたびに鉄分を摂取できるようになるというわけです。

鉄のフライパンも鉄瓶も、重くて錆《さ》びやすくて扱いづらいといわれますが、ちゃんと手入れをすれば孫子にまで譲れるから経済的です。そして健康的な毎日を送ることができます。

電子レンジよりも蒸し器

冷えたごはんを温めるのもチン。惣菜を温めるのもチン。野菜を茹でたり蒸したりするのもチン。今の人は、何でもかんでも電子レンジに頼っているようだけど、私は電子レンジなどこれまで一度も使ったことがありません。

なぜ使わないかといえば、**電子レンジで調理すると食べ物の栄養素が破壊されてしまうからです。**加熱の際に出てくるマイクロ波というのが、食材の分子を引き裂き、組成を変質させてしまうのです。せっかくの食べ物を口に入る前に台無しにしてしまうような代物など、私は頼まれても使う気にはなりません。

電子レンジがない生活など考えられないという人がいるようだけど、**昔の人は蒸し器を上手に使って、冷えたものを温めたり、食材を蒸したりしていたんです。**

日本に昔からあるまんじゅうや粽《ちまき》といったお菓子は、蒸し器がないと作れません。そのくらい、日本人にはなじみ深い道具なんです。反対に、パン、ケーキ、クッキーやスコーンのような西洋のお菓子には、蒸し器は使いません。

私もごはんを温めるときは、蒸し器で蒸すか、茶碗を湯煎にかけています。

手軽なもの、便利なものは魅力的に感じるかもしれないけど、調理器具は食べ物と同じくらい重要。いい食材を使っても、調理器具が食材のよさを台無しにしてしまっては元も子もありません。

健康は人生の宝ものです。自分の無知で病気を作って苦しむなんて、まっぴら御免。食養は一日早いと得をし、一日遅いと損をする。

この本を読んだあかつきには、善は急げ、頑張りましょう。

④ 若杉ばあちゃんの食卓

若杉ばあちゃんの台所

毎日必ずいただいている味噌汁の力

ここまで、料理に対するばあちゃんの考え方や、調味料・道具のお話をしてきましたが、ここからは具体的な料理のお話をしましょう。

まず、毎日の食卓がどんな感じなのか、ご説明します。

最初は、味噌汁です。

だしで具材を煮て、味噌を溶いていただく味噌汁は、日本を代表する汁物料理です。材料の味噌には、タンパク質の他、造血作用のあるビタミンB、血行をよくするビタミンE、消化を助ける酵素、抗酸化作用のあるイソフラボン、老化防止効果のあるコリン、コレステロールの抑制に関係するレシチンなどが含まれています。

また最近では、味噌に放射性のヨウ素やセシウムをからだから排出する作用があることや、放射線が原因となっておこる小腸の粘膜細胞の障害を速く回復させる働きがあることもわかってきました。

これほどの薬効を持った味噌を、旨味成分をたっぷり含んだだし汁に溶いて作るのですから、味噌汁はまさに「飲む点滴」です。

もちろん、私は毎日必ず味噌汁を飲んでいますよ。未だに一度も、医者に通うことなく、講座や講演会や料理教室で全国を駆け回ることができるのも、毎日食べているごはんと味噌汁のお陰です。

味噌汁は、あらかじめだしをとっておけば、野菜を切って、煮て、10分足らずでちゃちゃっと作れる簡単料理の優れもの。

また、味噌はどんな具材とも馴染むので、家にある旬の野菜を使って手軽に作ることができるというのも素晴らしいですよね。

パン食の普及とともに味噌汁離れが進み、「味噌汁の具といわれても、豆腐とわかめくらいしか思い浮かばない」という人もいるようなので、私が味噌汁の具材としているものの一例を紹介しておきましょう。

春なら、タマネギ、ニンジン、わかめ、筍《たけのこ》、フキ、ヨモギ、フキノトウなど。

夏なら、かぼちゃ、ニラ、冬瓜、きゅうり、豆腐、ナスなど。

秋なら、里芋、ゴボウ、大根、さつまいもなど。

冬なら、白菜、キャベツ、小松菜、大根、ごぼう、里芋、長ネギ、春菊などを使います。


きゅうりの味噌汁を息子に出したときは、さすがに「かあちゃん、なんできゅうりなんか」と驚かれましたが、たまたま家にしなびかけのきゅうりしかなかったんだからしかたありません。

きゅうりの種の部分を掻《か》き取り、ざく切りにし、それをゴマ油で炒めて、そこへだしを入れ、わかめを入れて作ったのですが、これが思いの外おいしくて、息子も最初はブツブツ言っていましたが、結局全部たいらげていました。

採れたての元気のいいきゅうりより、しなびかけのきゅうりのほうが味噌汁の具には合います。食べ損ねて古くしてしまったきゅうりがあるときに、試してみてください。

きゅうりを煮物にしてもおいしいし、くず粉でとろ味をつけたスープもおどろくほどおいしいです。

暑い季節は、汁気の多いさっぱりした冷汁もおすすめです。

レシピ❻【タマネギとニンジンの味噌汁】

(1)昆布だしを用意しておく。
(2)油揚げを細切りにする。タマネギは薄切りにする。ニンジンはイチョウ切りにする。
(3)土鍋を熱し、油揚げをから炒りする。
(4)(3)にタマネギ、ニンジンを入れ、昆布だしを注ぐ。

(5)具材に火が通ったら、味噌を溶き入れる。味噌は2種類以上混ぜ合わせるとおいしさが増す。

レシピ❼【小松菜と麩《ふ》の味噌汁】

(1)昆布だしを用意しておく。
(2)小松菜はざく切りにし、麩は水でさっと戻ししぼる。
(3)鍋で昆布だしを煮立て、小松菜を入れ煮えたら麩を入れる。
(4)小松菜と麩に火が通ったら、味噌を溶き入れ、小口に切ったネギを散らす。

煮しめと煮物は、似ているが別の料理

根菜類や芋類、こんにゃくや昆布などをじっくり煮た煮しめ。お正月や、人よせの席などでふるまわれるほか、普段の食卓にも上る煮しめは、まさにおふくろの味のひとつに数えられる料理です。

でも、昔のおっかさんとは違い、今のお母さんたちが作るのは、煮しめならぬ煮物です。煮るという調理法は一緒だし、呼び方が違うだけではないの？　と言われそうですが、煮しめと煮物は明らかに違います。

煮物は、だし汁がしゃぶしゃぶとした中で、具材を煮込んだ陰性の料理。一方、**煮しめは、煮汁が残らないように、時間をじっくりとかけて煮しめた陽性の料理。煮物と煮しめでは煮汁の量で、陰性と陽性になるのです。**

煮しめは具材にしっかり火が通り、塩気がギュッとしみ込んでいるので、日持ちがし

ます。けれど、水分の多い煮物は煮しめに比べ味も落ちいたみやすく、くさりやすく日持ちが悪いので炊いたら早く食べてしまうこと。

減塩信仰から薄味の料理が好まれるようになり、また冷蔵庫という保管場所ができたことと相まって、煮しめが煮物に変化していったのかもしれません。

でも、煮物のあのしゃぶしゃぶした煮汁は陰性です。せっかく陽性の根菜類を具材に使っても、陰性の煮汁につけておいては、陽性のパワーはありません。

煮しめを作るときは、煮汁の陰性を消しとばすつもりで、陰性の煮汁がなくなるまで元気に根気よく煮ましょう。煮しめる過程で弱火でゆっくり素材をこげつかせないよう、注意することも忘れないでちょうだいね。

和え物をおいしくする3つのコツ

ゴマ和え、白和え、酢味噌和え（ぬた）など、私は野菜や野草の和え物をよく作ります。下茹でした野菜や野草を、和え衣で和えるのが和え物ですが、和え物をおいしくするコツは、3つあります。

まずは、茹でた材料の水気をしっかり切っておくこと。

そして、食べる直前に和えること。

和えるときは箸ではなく、手を使って右回転で和えること。

この3点です。

なぜ食べる直前に和えるのかというと、和え物は時間が経つと、水分が出て陰性になるからです。煮物の煮汁と同じように、和え物から出てくる水分も陰性。陽性の状態で食べてもらえるよう、食べる直前に和えます。

手で和えるのは、5本の指から出ているエネルギーを料理に込めるためです。手でギュッギュッと右回転で和えたものと箸で混ぜたものとでは、味が天と地ほど違います。雑菌が入るからとおにぎりまでビニールの手袋をはめて握る人がいるようだけど、あんなものを使うのは絶対にダメ。手から出てくるエネルギーを遮断するだけでなく、ビニールに含まれている環境ホルモンが食べ物にしみ込みます。環境ホルモンを口に入れるくらいだったら、雑菌のほうがよほどましというものです。

手で和える前に、あらかじめ器を用意しておき、きれいに洗った手で和え衣と材料をしっかりと和えたら、そのまま五本箸で盛りつけもしてしまいましょう。

和え物を盛りつけるときは、山を作るようなつもりで真ん中を高くすると、見栄えがよく、おいしそうに見えます。

また、和え物を出されたときは、作った人の気持ちをくみとり、水気が出ないうちに食べるようにしましょう。

レシピ❽【ミツバの磯辺和え】

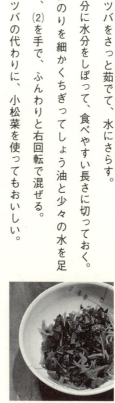

(1)ミツバをさっと茹でて、水にさらす。

(2)十分に水分をしぼって、食べやすい長さに切っておく。

(3)板のりを細かくちぎってしょう油と少々の水を足し、(2)を手で、ふんわりと右回転で混ぜる。

※ミツバの代わりに、小松菜を使ってもおいしい。

レシピ❾【ウドの酢味噌和え】

(1)ウドは皮をむき、熱湯で1分茹でて手塩でもんで冷ましておく。

(2)(1)と山芋を拍子木切りする。

(3)煮切ったみりんに酢を加えておく。目安としては、みりん大さじ2に対して、酢大さじ1。

(4)炒りゴマと味噌をすり鉢に入れて、する。味噌大さじ2に対して、ゴマ大さじ1。
(5)(4)に(3)を混ぜ、(2)を和える。

みかんが熟《う》れると医者が青くなる

秋から冬にかけて収穫されるりんごやみかん。今は、酸味を抑え、糖度ばかりを高めたものが多く出回っているので、デザートという感覚が強いようだけど、昔は、りんごもみかんも酸味が多く風邪の時の薬として民間で使われたのでした。

りんごに含まれるリンゴ酸やクエン酸には、新陳代謝を活発にし、回復力を高める働きがあり、ペクチンやカリウムには腸の調子を整える働きがあります。

みかんはご存知のとおり、ビタミンCがたっぷりで、風邪に対する免疫力を、高めてくれるんです。

1章で、ことわざには日本人の「食の知恵」が詰まっているという話をしましたが、「**みかんが熟れると医者が青くなる**」ということわざもあります。

これは、カボスやユズやだいだいといった柑橘類全般を指しています。

魚の鍋料理を食べるときは柑橘類をポン酢のたれに使い、大根おろしやねぎを食べ合わせ取り合わせて、中和して、食生活に活用していたのです。

昔はどの家にも火鉢、七輪、囲炉裏《いろり》があり、何でも火にかけられたので、りんごもみかんも炭火で焼いてから食べたものです。風邪をひいたときなどはからだを芯から温めるのが一番。

特にみかんの場合は、炭火で皮をこんがりこげ目がつくまでしっかり焼いて、中身と皮の一物全体を食べていたものです。生のままでは皮の部分を食べることができませんね。焼くことで、皮まで食べ、皮に含まれるビタミンCを摂ろうと考えたのでしょう。

私の家には囲炉裏もあるし、七輪もあるので、ゾクッと寒気がしたときには、りんごやみかんを焼いて食べ、早めに布団に入るようにしています。

熱い物が苦手な小さな子どもには、みかんのしぼり汁に白湯を注いだものや、りんごのすりおろしを食べさせてあげましょう。

ちなみに、**りんごは腸に、みかんは腎臓に働きかけます。**

風邪をひいた人の顔を見て、耳が真っ赤だったら腎臓に熱を持っている印なのでみかんを、頬が真っ赤になっていたら、腸に熱を持っている印なのでりんごを、それぞれ適切な方法で食べさせるようにしましょう。

デザートとしてではなく、**薬として食べるのであれば、りんごもみかんも昔ながらの酸《す》っぱいものに限ります**。みかんは温州みかん、夏みかん、キンカン。りんごであれば、紅玉《こうぎょく》か国光《こっこう》がいいですね。

5

このひと工夫で、いつもの食材がさらにおいしく、からだによくなる

若杉ばあちゃんの台所

米はからだを温める

日本人は古来より米が主食の民族です。

地球上には小麦から作ったパンや麺、イモ類やトウモロコシを主食にしている国もありますが、日本の気候や土地が米の栽培に適していたことから、日本では米が主食となったのです。

米を主食としてきた日本人のからだは、米をエネルギー源とするようにできています。長い年月、米を食べ続けてきたことにより、米を主食とするにふさわしいからだになり、米を最良のエネルギー源とするからだになったのです。

「気」という漢字は、昔は「氣」と書いていました。「气」の中は「メ」ではなく「米」だったのです。元気・勇気・やる気などの、「気」は根源的なエネルギーを示す言葉ですから、昔の人は米がからだに入ることによって、「氣」が湧いてくることを知っていたのです。

ところが、戦後を境に、伝統食からカロリー栄養学に変わり、日本には世界各国の食品が入ってくるようになり、日本人の食生活は大きく変化しました。半世紀足らずでパンを食べ、肉を食べ、乳製品を食べ、果物を食べるという欧米風の食生活が当たり前のようになってしまったのです。

2011年には、家庭における米の購入額をパンの購入額が追い抜いた（総務省家計調査より）と聞き、私は腰が抜けるほどショックを受けました。

瑞穂《みずほ》の国といわれる日本で、米よりもパンの消費が多いなんて、こんなに嘆かわしいことはありません。由々しきことです。

パンを主食にするのも悪いけど白米もよくはありません。米の栄養がすっかり削りとられて、粕になっているので、玄米はハードルが高い人はせめて、三分づき米か五分米にして食べたら病的だったからだが元気になって蘇ってきます。

日本人は米からできた血液で36・5度という恒常体温を保つことができるんです。小

麦からできたふかふかのパンばかりを食べていては、体温が下がるばかりで、体調が崩れてしまいます。

私たち日本人が、健康な心とからだで毎日を元気に過ごしたかったら、米を主食に食べるのが一番なんです。

日本人のからだの土台を作ってきた米を、毎食しっかり食べてほしいものです。

肉や卵や牛乳、乳製品は万病の温床です。**ごはんと味噌汁、そして野菜で作った惣菜からなる一汁一菜の食事を腹八分目食べていれば、からだは回復、改善され元気になれるんです。**

米の恵みをしっかりいただくなら、玄米か精米度の低い分《ぶ》づき米《まい》。もちろん、多少の手間はかかっても必ず土鍋で炊いてちょうだいね！

その玄米、やけどをしてませんか?

農作業にトラクターやコンバインといった機械が使われるようになったのは、昭和30年代頃から。それまでは、田植えも、刈り取りや脱穀《だっこく》もすべて人の手で行なっていました。機械を使うと、1日がかりでやっていた田植えが30分で終わるというように、農作業の負担が軽くなります。短時間で効率よく農作業をしたいという人にとって、機械は救世主です。

でも、私は機械を使って収穫されたお米を食べたいとは思いません。なぜなら、コンバインで収穫されたお米は、やけどをしたお米だからです。

刈り取りと脱穀と選別を同時に行なうコンバインは、それらの作業をするときに摂氏80度の高熱を発しています。そして、コンバインの先頭部分についている稲刈り機で刈り取られた稲は、そのまま高温状態になったコンバインの本体部分で脱穀され、選別されます。

高温でもみ殻を剝《は》ぎ取られた玄米は、人間で言えばやけどを負った瀕死《ひんし》の状態といえるでしょう。こうした玄米は決して種にはなりません。翌年の種に回したいと思ったら、昔ながらの手作業で収穫し脱穀した玄米を、種用として特別に残さなければならないのです。

私はかつて自分が住んでいた京都・綾部の地でお米を作っていましたが、コンバインなんてもちろん使いません。全部手作業です。刈り取った稲は、天日干しし、しっかり乾燥させてから脱穀しました。

時間と手間がかかりました。でも、手作業で収穫された玄米は、やけどを負っていない、健康な玄米ですから一粒も粗末にできないのです。

米は自分で手作業で作ってみれば、昔の人の米作りの苦労がわかります。今、本物でおいしい米を手にいれようと思ったら、自分で育てて作るしかないというのが現状なんです。

自分で米作りのできない人は、せめて、農薬や除草剤のかかっていないお米を選んで食べてほしいと思います。

農薬や除草剤を使わず、誠実に作っているお米は、それだけ手間ひまがかかっているから値段も高くなります。でも、利益ばかりを考えて効率的に作られたお米よりも、はるかに安全安心でおいしいです。

この先、外国から安いお米が入ってくることになるかもしれないけれど、この日本でコツコツと真面目に田を耕し、真面目に米作りをしている人がいるということも決して忘れないでくださいね。

レシピ⑩【玄米の焼きおにぎり】

(1)玄米を炊く。
(2)炊きあがった玄米を、塩をつけないで固めに小さくおにぎりにする。

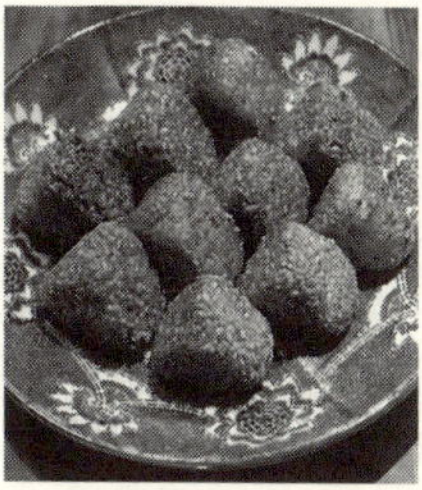

(3) (2)を炭火でこんがり焼く。

(4) どんぶりに三年しょう油をたっぷり入れて、こんがりキツネ色に焼き上がった熱々のおにぎりをザブッと漬けてもう一度さっと焼く。こんがり焼いたおにぎりはしょう油を吸わないので、たっぷり漬けても大丈夫。ただし、手早く漬けて引き上げるようにしてください。

もち米は動脈硬化に効果がある

お正月に食べるお餅《もち》、お祝い事の際に炊くお赤飯やおこわは、もち米から作られます。ハレの日の料理に使われる食材のようになっていて、ごはんとして普段食べているうるち米に比べて登場する回数は少ないけれど、もち米は、精力を増強し、血管を保護・修復するという優れた力を持っています。

また、授乳中の女性は、もち米を食べると母乳の出がとてもよくなります。

特に、**動脈硬化を心配している人や、母乳が出なくて悩んでいるお母さんには、普段からたくさん食べてほしいと思います。**

ここでは、気軽に作れる山菜おこわのレシピを紹介しておきましょう。

おこわに入れる山菜は、レシピ通りに揃《そろ》える必要はありません。家にあるものを適当に使って作ってちょうだいね。

レシピ⓫【山菜おこわ】

(1)うるち米ともち米を一晩水に漬けてから、ざるに上げ、水を切っておく。

(2)ゴボウをささがきにする。

(3)しいたけ、ゼンマイ、ヒメタケ、ニンジンを大きさをそろえて細切りにする。

(4)ゴボウ、しいたけ、ゼンマイ、ヒメタケ、ニンジン、戻したひじきの順に鍋に入れ、酒、みりん、薄口しょう油、濃口しょう油、塩を加えて火にかける。煮えたら、煮汁と具を分けておく。

(5)熱したフライパンにゴマ油を引き、水を切った米を炒める。米が透き通ったら(4)の煮汁とだし汁を入れて水気を吸わせ、具を入れてよくかき混ぜる。

(6)(5)を蒸し器に移し、蒸気が対流するように中央に穴をあけて30分蒸す。

(7)蒸し上がったらセリを刻んでちらす。

そばは血管を強くする

動脈硬化は気になるけど、なかなかもち米を食べる機会がないという人は、おそばを食べるのもいいでしょう。そばには、毛細血管の弾力を守り、出血を防ぐルチンが含まれています。日常的に食べていると、血管が徐々に強くなり、動脈硬化や高血圧症を予防・改善することができます。

そばは、冷たいまま食べることもあれば、温かくして食べることもありますが、**血圧の高い人は冷たいそばを、逆に血圧の低い人は温かいそばを食べるようにしてくださいね。**

このごろはご丁寧にそばつゆまで市販されているようだけど、そばつゆくらい家で作らなくちゃ。濃口しょう油と薄口しょう油とみりんと昆布と干ししいたけがあればおいしいそばつゆが簡単にできるので、市販の品に頼らず、ぜひ自分で作ってちょうだい。

レシピ⓬【そばつゆ】

(1)土鍋に昆布を入れ、4～5時間水に漬ける。
(2)昆布の入った土鍋を温める。
(3)しいたけは別の土鍋に水をはって、火にかけて煮出す。
(4)(2)と(3)を合わせる。別の土鍋にみりんを煮切り、濃口しょう油、薄口しょう油を沸かしてだし汁を加え、味を調整すれば即できあがり。

暑い夏の日にさっぱりとそばを食べたいけど、野菜もほしいという場合は、そばサラダがおすすめです。

レシピ⑬【そばサラダ】

(1)切ったきゅうりを、塩でさっともんでぎゅっとしぼる。
(2)梅酢を水で割って味をととのえる。
(3)少し固めに茹でたそばをさっと洗い、(1)(2)と和えて、海草・ねぎ・大葉・みょうがを加えてざっくりまぜる。大葉の千切りをトッピングしてできあがり。

レシピ⑭【そば饅頭】

(1)そば粉にお湯を加え、耳たぶくらいのやわらかさにこねる。
(2)そば粉の3分の2の白玉粉に水を加え、耳たぶくらいのやわらかさにこねる。
(3)(1)と(2)を合わせ、塩を加えてとにかくしっかりと10分くらいこねる。
(4)熱したフライパンにゴマ油を引き、みじん切りにした高菜を炒め、刻んだ唐辛子を加える。火を止め、香り付け程度にしょう油を加えて味をととのえる。

(5)(3)で(4)を包んで、湯気を立てた蒸し器で20〜25分蒸す。

＊そばは茹でるとルチンが流れ出すが、こうして蒸すと成分が損なわれない。蒸したそば饅頭を炭火で焼いてもおいしい。

＊そば粉、米粉はお湯でこねる、白玉粉は水でこねる、と昔から決まっていた。

大根は野菜の王様

芝居が下手な役者のことを大根役者といいます。

一方、役者が認められ、成功することを「当たる」と表現します。

大根は魚のタンパク脂肪の消化酵素があり、米のデンプンとおもちの消化酵素として働き、殺菌作用や消化を促進する成分があるから、たくさん食べてもお腹を壊すことがありません。

食べ物でお腹を壊すことを食あたりといいますが、大根はまさに当たらない食べ物なのです。

大根はお腹を壊さない↓当たらない↓成功しない↓演技が下手という連想から、大根役者という言葉ができたのです。

役者は当たって人気が出なくちゃ困るけど、食べ物に関していえば、「当たらない」

ことはなにより。**大根を食べていれば、病気にならず、医者いらずというわけです。**

大根ステーキやなますといったお惣菜にもなるし、味噌汁の具にしてもおいしい。

おろした大根にしょう油をたらしてお湯をそそげば、風邪薬になる。

おまけに食材として利用範囲の広い大根は強い精神をつくってくれる、私に言わせれば野菜の王様です。

一人暮らしで1本使い切れないという人は、切って干して、切り干し大根にすればいい。無農薬の大根は、皮だって葉っぱだってどんどん食べよう。

レシピ⑮【大根ステーキ】

(1)大根を2センチほどの厚さに切り、味がしみるよう両面に隠し包丁を入れる。
(2)蒸し器に大根を入れ、竹串がとおるようになるまで蒸す。
(3)熱したフライパンにゴマ油を引き、(2)を入れて両面に焦げ目がつくまでじっくり焼く。

(4) (3)にしょう油、酒、みりんをたらし、照り焼きにする。好みで柚子《ゆず》の皮の千切りをちらす。あるいはしょうがなどを添える。

大根時《どき》の医者いらず

静岡で自然食品の店をやっているときに、こんなことがありました。

あるおじいさんが私の店を訪ねてきて「あんたはな、肉は食うな、魚は食うなといろいろ言っているそうだな。わしは毎日魚を食っていて、今82歳やけど、病気ひとつしたことがない」と言うのです。そのおじいさんは、焼津《やいづ》で漁師をやっているということでした。

確かに、おじいさんの顔は色つやがよく体はがっちり、元気そのもの。そこで、私はこう言いました。

「おじいさんは毎日魚を食べているけど、毎日大根も食べているでしょう?」

案の定、返ってきたのは「おお、うちじゃばあさんが百姓をやっていて大根や野菜はなんぼでもとれるから、さしみのつまは大根だし、焼き魚をすれば大根おろしをたっぷり食べている」という言葉。

さらにおじいさんは、「大根おろしだけでなく、煮物でも味噌汁でもなますでも、毎日のようにひっきりなしに食べてるわ」と言うではありませんか。

私は、これだと確信しました。

アジやカツオ、イワシなど、プリン体を多く含む魚を食べすぎると、尿酸が溜まります。一方、大根には、利尿作用があり、体内の余分な塩分を排出するという働きがあります。

「大根時の医者いらず」ということわざもあるくらいなのです。

和食では、焼き魚には大根おろしをつけ、さしみには大根のつまをつけるというのが、決まっているけど、決まりになるには決まる理由があるのです。

最近の人は、さしみのつまを飾り位と思って、食べもしないで捨ててるみたいだけど、あれは飾りなんかじゃないんですよ。魚に限らず、天ぷらの大根おろしもおそばの大根おろしも、ソバのタンパクの分解をしたり、天ぷらの油の分解をしたり、おろし餅も、大根おろしが餅に含まれるデンプンの消化を助けてくれることからできた組み合わせというわけです。

日本の食文化の中に息づいている私たちのご先祖様の知恵は、本当にすばらしいですね。たとえ食生活が欧米化しようとも、こうした知恵は大切に受け継いでいってほしいと思います。

レシピ⑯【大根おろしの風邪薬】

(1)大根おろし大さじ3、しょう油大さじ2、生姜汁少々をどんぶりにいれる。

(2)熱湯を300cc入れて熱いうちにガーッと飲む。からだが冷めないうちに布団に入り、30分から1時間くらい寝る。汗が吹き出て来たら着替える。解熱と発汗作用に効果がある。

こんにゃくの灰汁《あく》抜きは徹底的に

おでんや煮物で使われるこんにゃく。こんにゃくの食物繊維は、人の消化酵素では分解されないため、直接腸に届きます。腸の動きを活発にし、腸内のバランスを整えるとともに、腸内にある有害物質をからだの外へ排出してくれるので、昔から**「胃のほうき」「腹中の砂を下ろす」**と言われているほどです。

また、こんにゃくはカロリーがないので、ダイエットをする人たちに好まれているようだけど、栄養がゼロというわけではありません。こんにゃくにはカルシウムの他に、セラミドと呼ばれる成分も含まれています。セラミドは、肌のうるおいを保つ働きがあることが知られているけど、このセラミドが不足するとアトピー性皮膚炎や乾燥性敏感肌を引き起こすこともあるといわれています。

便秘がちな人、カルシウムを摂りたい人、お肌の乾燥が気になる人は、こんにゃくを

もっと食べてほしいと思います。ただし、市販のものはちょっと心配。こんにゃく芋から作った無添加のものを探してください。

でもひとつ注意してほしいのが、こんにゃくの灰汁《あく》です。灰汁を抜かなければ、こんにゃくをおいしく食べることはできないし、灰汁を抜かずに食べたらからだにもよくありません。

「手間がかかって面倒」なんて声が聞こえてきそうだけど、こんにゃくを調理するときは、必ずしっかり灰汁抜きをしてちょうだいね。最近は、灰汁抜きの仕方がわからないという人がいるようだから、ここでばあちゃんがいつもやっているこんにゃくの灰汁抜き法を紹介しておきます。

レシピ⑰【こんにゃくの灰汁抜き】

(1)こんにゃくを袋から出したら、全体に自然塩をもみこみ、10分ほど置く。

(2)鍋に湯を沸かし、ぐらぐらと煮立ったところへ、塩もみしたこんにゃくを5分ほど茹でる。

(3)湯がいたこんにゃくをざるにあげる。こんにゃくがある程度冷めたら、まな板の上にのせ、すりこ木でコンコンとこんにゃくを叩く。こんにゃくを伸ばすようなつもりで、ぷるんぷるんになるまで叩く。これで、こんにゃくの繊維がやわらかくなる。

レシピ⑱【糸こんにゃくの灰汁抜き】

(1)糸こんにゃくに塩をまぶして10分ほど置く。
(2)その糸こんにゃくを洗って熱湯で茹でる。
(3)熱したフライパンにゴマ油を引いて、糸こんにゃくを弱火で15分程じっくり炒る。このときボコボコと出て来る泡が灰汁。陰性が強く、からだにとても悪い。
(4)炒った糸こんにゃくをざるにあげ、熱湯をかけて泡を落とす。水では汚れが落ちないので、必ず熱湯をかけること。

(5)熱湯をかけ灰汁を取り除いた糸こんにゃくをキッチンペーパーで拭いて、水気をとる。

「そこまでするの？」と思うかもしれないけど、こんにゃくは石炭を使って固めているのでとても陰性が強い。これだけの下ごしらえをすることで、初めてからだにいい食べ物に変化するんです。

レシピ⑲【こんにゃくステーキ】

(1)灰汁抜きしたこんにゃくを半分の厚さに切る。さらに、裏表に細かい網の目のじゃばらの切り込みを入れる。

(2)熱したフライパンで、両面に焦げ目がつくくらいしっかり焼いたら、火からおろし、ざるにとって並べて、熱湯をかけて再度灰汁抜きをする。
(3)フライパンに(2)をもどして2種類のしょう油を入れ、温まったらおろししょうがを入れてできあがり。

レシピ⑳【糸こんにゃくのピリ辛炒め】

(1)灰汁抜きした糸こんにゃくをもう一度水洗いして水気をとる。
(2)熱したフライパンを使って、(1)をゴマ油で15分程よく炒めて一度取り出す。
(3)フライパンに酒、みりん、薄口しょう油、濃口しょう油の順に入れて材料を沸かして、そこに(2)を入れてからめる。味をととのえ、仕上げとして七味唐辛子をふりかける。

たくあんは日本のヨーグルト

大根を塩と糠《ぬか》で漬け込んだたくあん。昔は、農業をしている家では必ずたくあんを漬けて、食卓には毎回のようにたくあんが出てきたものです。**「三つ身を切る、五つ胃を切る」と言って、たくあんの食べすぎは戒《いまし》められていた**けど、あまりにおいしいので、3枚5枚は食べていました。

1枚はごはんのおかずにし、もう1枚は最後まで残しておき、すべて食べ終わった後に、そのたくあんをお茶で茶わんの中をささっと洗ってから口に入れるのがお決まりでした。なぜ最後に食べるかというと、たくあんの繊維質で歯の間に挟まっている食べカスを取り除くためです。歯磨き代わりと虫歯の予防もしてくれるのです。

たくあんは日本が誇る発酵食品。乳酸菌や酵母、酵素などが多く含まれていて、腸を丈夫にし、免疫力を高める働きがあるので、昔の人のように、日常的に食べてほしいと思います。

「乳酸菌といえば乳製品」だと錯覚している人が多いけど、たくあんやぬか漬けなどの日本の伝統食にも、乳酸菌が豊富にあるということをしっかり覚えておいてちょうだいね。

それから、たくあんというのは最低1、2年以上は漬け込まないとおいしくなりません。市販されているたくあんの中には、塩漬けにしただけのものや、化学調味料で人工的に旨味をつけて売っているようなものは初めから食べないほうがからだのため。しっかり発酵した正真正銘のたくあんを作っている人から買い求めてください。

レシピ㉑【たくあんのゴマ油炒め】

(1)たくあんを千切りにし、水に漬けて軽く塩抜きする。
(2)たくあんの水をよく切り、熱したフライパンにゴマ油を引いて、炒める。
(3)少ししょう油で味付けをして、香り付けにおろししょうが、ゴマをまぶしてもよい。七味もよく合う。

レシピ㉒【たくあんののり巻き】

(1)たくあんは薄切りにして、それからみじん切りにする。これにしょうが、シソのみじん切り、炒ったゴマをよく混ぜる。

(2)水で割った梅酢を熱々のごはんにかけてさっくりと和え、さます。

(3)半分にしたのりを広げて(2)の酢飯をのせ、(1)の具をのせて手巻きずしのようにして食べる。きゅうりやわさび大葉などと一緒に巻くと絶品。

麩《ふ》は栄養満点の食材

日本で昔から食べられている乾物、お麩。麩は主役でなくて脇役だけど、お麩は見かけによらず栄養満点の食材なんです。

お麩の原料は、水で練った小麦粉に含まれているタンパク質、グルテン。**肉を食べられない禅僧が、お麩を食べてタンパク源にしていた**というほどです。

「ばあちゃんは肉もダメ、魚もダメ、卵もダメ、牛乳もダメって言うけど、それじゃタンパク質が摂れなくて心配」

という人は、ぜひともお麩を食べてほしいと思います。

お麩にはタンパク質の他に、ナトリウム、カリウム、カルシウム、マグネシウム、リン、鉄、亜鉛などのミネラルも含まれています。血中の脂肪を排出するともいわれています。味噌汁の具に入れたりして、積極的に食べてちょうだいね。

ここではお麩をメインに使った料理を紹介しておくけど、細かく砕けばパン粉代わりになるので、毎日の台所で気軽に幅広く使ってほしいと思います。

レシピ㉓【車麩のフライ】

(1)車麩を水で戻し、よくしぼってから4つ切りにする。
(2)昆布だしに酒、薄口しょう油、濃口しょう油、塩を少量加えて味をととのえる。これに(1)を浸してさっと煮て下味をつける。
(3)(2)の汁気を少ししぼって小麦粉をまぶし、水溶き粉にくぐらせてパン粉をまぶし、菜種油でこんがり揚げる。

レシピ㉔【板麩の唐揚げ】

(1)板麩をさっと熱湯に通し、芯が残る程度にしておく。
(2)適当な大きさに切る。

(3)昆布だしにしょう油とみりんを合わせ、すりおろしたニンニクを加えて、(2)にからめる。

(4)これに小麦粉をしっかりまぶし、熱した菜種油でカラッと揚げる。

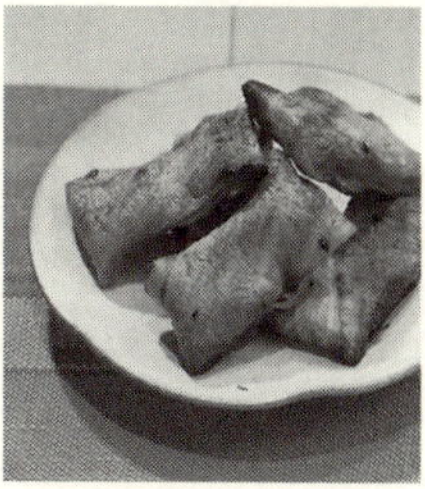

レシピ㉕【板麩の肉じゃが風】

(1)糸こんにゃくは灰汁抜きをしておく。

(2)ゴマ油でタマネギを炒め、糸こんにゃくも入れて炒める。

(3)板麩を熱湯にさっと通し、芯が残る程度になったら適当に切る。

(4)(2)と(3)を合わせ、少しのだし汁を入れる。酒、みりん、しょう油の順に入れて味がなじんだら火を止める。まるですき焼きのようにおいしい。

＊ネギを入れてもよい。

レンコンは風邪をひいたときの特効薬

レンコンの穴は向こう側がよく見えることから、「先の見通しがいい」と縁起をかついで、お正月やお祝い事の席で好んで食べられる根菜です。

レンコンは他の根菜と違い、泥沼の中で育ちます。泥や水に含まれる栄養素や微量成分を吸収しながら成長するので、**炭水化物、食物繊維、ビタミンC、タンニン、ムチン、カリウムや鉄などのミネラル分がたっぷり含まれているんです。**

レンコンは昔から呼吸器系の妙薬で、民間療法ではどの家も利用、活用していました。

皮にミネラル、節に陽性のしぶみがあります。タンニンには強い収斂《しゅうれん》作用があるから、咳《せき》・痰《たん》・下痢・止血・消炎に効果があり、疲労を回復します。免疫力も高まりますし、料理にすればもちっとおいしく、からだにもよいのです。

ムチンというのは粘りを出す物質で、粘膜を保護し、胃腸の調子を整え、消化をよくし、精力を高める働きがあります。

昔から「**風邪をひいたらレンコン汁を飲め**」と言われているほど、風邪に薬効のある食べ物。レンコン汁を飲めばひどい咳も止まり、喉の痛みもひきます。鼻がつまったときやむずむずするときは、しぼり汁に塩を加えて鼻を洗えば、すっきり。

日常の食材として積極的に使ってほしいと思います。

レシピ㉖【レンコンのしぼり汁】

(1)よく洗ったレンコンを皮を剝《む》かずにすりおろす。

(2)きれいなガーゼで(1)をしぼったものを大さじ3杯、生姜のしぼり汁少々、水大さじ3杯を合わせる。

(3)(2)を火でさっと煮てから、飲む。赤ちゃんには、レンコンのしぼり汁を火にかけ、米飴を入れて混ぜたものを、適当な温度に冷ましてから飲ませる。熱と咳がとてもひどい場合は、れんこんの生の汁をそのまま飲むと速効。

レシピ㉗【レンコンスープ（お惣菜として食べられる風邪薬）】

(1)すりおろしたレンコンを器に入れ、旬の具材も入れ、葛粉《くず》、昆布だしを少々加え、しょう油をたらす。レンコンの汁を少ししぼらないと固まらない。汁はあとで使うのでとっておく。

(2)蒸し器に(1)を入れ、蒸す。

(3)昆布だしを火にかけ薄口しょうゆと塩を加えて味をととのえる。レンコンのしぼり汁も入れる。葛粉でとろみをつけたら、蒸し上がった(2)にかけて食べる。葛粉には整腸作用があるので、とろみをつけるときは、片栗粉ではなく必ず葛粉を使う。

レシピ㉘【レンコン炒め】

(1)レンコンは少しうすく切って、熱したフライパンで炒める。
(2)(1)に水と酒を加え、少しやわらかくなったらみりんとしょう油で味をととのえる。
(3)ゴマを炒って混ぜる。七味もよい。

レシピ㉙【レンコンバーグ】

(1)レンコンは汚いところだけ取って、皮も節も一緒にすりおろす。
(2)タマネギをみじん切りにして、さっと炒めて塩コショウして(1)と混ぜ味をととのえ、小麦粉を入れて丸めやすい硬さにする。

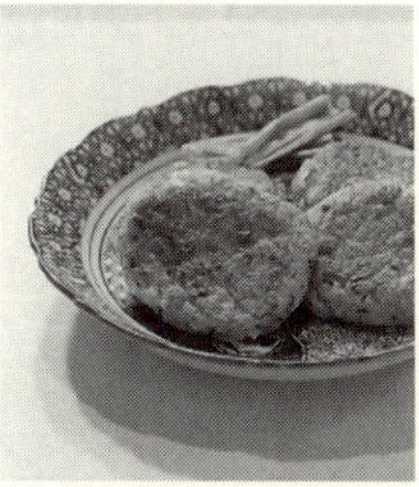

(3)フライパンを熱して油を引き、(2)をハンバーグの形にして焼く。
(4)しょう油・みりん・葛粉であんを作り、あんかけにしてできあがり。

「鴨がネギしょってくる」の深い意味

風邪で、喉が痛くてどうしようもないというときは、ネギのシップもおすすめです。太いネギをまな板の上にのせ、すりこ木で叩いてグニャンとしたら、ガーゼに包んで、喉のあたりに巻きます。しばらくすると、熱が引き、喉の痛みも治まります。焼いたネギを使うこともあるけど、生でも効果は十分です。

昔は、近くに病院も薬屋もないから、喉が痛ければネギを叩いて首に巻き、虫歯が痛ければ、ニラやタマネギを噛んで痛みを抑えるなど、野菜を薬代わりに使ったものです。

ネギは薬味として大切な野菜です。肉のタンパク質と脂肪の分解に働き、毒消し・毒出しもしてくれます。

ふだんから食べていると風邪の予防や不眠症にも役立ちます。

ネギの根っこ、ひげ根は動物性タンパク質を分解するので、桜沢如一はその効用を、昭和初期から教えています。

野菜が持つ力を知り、信じて、日常生活の中で、常に活用してほしいと思います。

もちろんネギは、食物繊維が豊富で、血の巡りをよくし、からだを温める作用をもったアリシンという物質を含んでいるので、薬味としても大いに使ってほしいですね。

「鴨がネギしょってくる」という通り、肉を食べるときはネギを食べるようにしなさい、ということなんです。

焼き鳥には鳥肉とネギが串に刺さっているでしょう。あれは理にかなっているんです。

これが肉ではなく卵になると、毒消しの効果があるのはニラ。だから、ニラ玉という料理があるんです。

レシピ㉚【ネギのぬた】

(1)ネギを塩水で茹でて水にとってしぼり、食べやすい大きさに切る。

(2)ゴマを炒ってすって味噌とみりん、酢を入れ、すり鉢でゴマだれを作り、和える。

レシピ㉛【ネギの味噌炒め】

(1)ネギをみじん切りにする。

(2)鉄のフライパンにゴマ油を入れてネギを炒める。しんなりしたら合わせ味噌で味をつける。ごはんのお供に。

きゅうりにも灰汁がある

「健康にいいから」「食事のバランスを考えて」などと、生野菜のサラダをバリバリ食べている人が多いけど、はっきり言って、**生野菜はからだを冷やすので健康にいいことはありません。特に、低体温、低血圧の人は、生野菜を食べると症状が悪化し、体調が悪くなるので注意が必要です。**

たとえば、野菜サラダによく使われるきゅうり。生のまま食べることが当たり前になっているけれど、実はきゅうりにも灰汁があるんです。

きゅうりもみをするときに、薄く切ったきゅうりに塩をふり、もみこんでから、しぼる機会があったら一度あのしぼり汁をコップに入れて少し飲んでみてください。

緑色のしぼり汁にブクブクと混じる泡が見えるけど、それが、きゅうりの灰汁。

ところが、生野菜サラダに入っているきゅうりは塩もみをしていませんよね。つまり、サラダのきゅうりはあの灰汁が含まれたままのきゅうりというわけです。それをバリバリと食べているのですからサラダは、美容食ではありません。

私は、糠《ぬか》漬けを作るときも、きゅうりやナスに塩をもみこんでから、ぬか床に入れています。白菜漬けやキムチを作るときも、一度白菜に塩をまぶしてから漬け込んでいます。塩が浸透圧で野菜の灰汁を外に出してくれるからです。

塩は料理の味付けだけでなく、下ごしらえにも欠かせないもの。世間では、未だに根強く減塩が叫ばれているけど、塩ほど大切な調味料はありません。

生野菜の灰汁に対してはてんで無頓着にもかかわらず、めくじらを立てて減塩を叫ぶ人がいるのは、私からするとなんとも奇妙な話です。

レシピ㉜【きゅうりのスープ酢の物】

(1)煮切った酢、しょう油、塩、水、ゴマ油で和え汁を作り、粉唐辛子を適宜加える。

(2)きゅうりを塩でかるくもんで斜め千切りにし、和え汁に入れる。

(3)千切りしたシソを加える。水キムチのように酸味がよい。

レシピ㉝【きゅうりの味噌炒め】

(1)乱切りにしたきゅうりに塩をまぶし、洗って水気をとる。

(2)熱したフライパンにゴマ油を引き、(1)を水分が出ないよう手早く炒める。焼き色がついたら酒を加える。

(3)きゅうりの上に味噌をのせ、ふたをして弱火で5分蒸し焼きにして、味噌の味がきゅうりにしみたら火を止める。

干し野菜のススメ

「大根や白菜を丸ごと買ってもとても使い切れない」

「うっかりして、野菜を冷蔵庫の中で腐らせてしまうことが多い」

料理教室をやっていると、そんな声を耳にします。

一人暮らしの人が増えたから仕方がないとは思います。

かくいう私も一人暮らしです。

しかも、自分で野菜を作っているので、冬になれば畑から採ってきた大根や白菜が家の中にゴロゴロしています。おまけに、うちには野菜を保管する冷蔵庫などありません。

でも、私はそれらの野菜を腐らせてしまったことはありません。どうするのかといえば、たくあんや白菜漬けにする以外に、大根は千切りや輪切りにして平ざるの上に広げて日光で干します。

白菜は一枚一枚葉をはがして洗濯バサミに挟んで軒下に吊るして風に当てます。こうして、干し野菜にするんです。

水分が抜けることで、日持ちがするうえ、野菜が持つ旨味が凝縮されて、甘味が増します。

さらに、水分が抜けた野菜は、味がしみ込みやすく、炒めるときもカラリと仕上がります。

干し野菜は栄養価があがりおいしくなるので、私は大根や白菜、ニンジンやレンコンやゴボウ、フキの葉っぱや筍も干します。

皆さんも、雨の当たらないところで野菜を風干しして水分を飛ばし、汁物、煮物、炒め物、キムチ等、料理の幅を広げてください。陰性のからだを陽性に引きしめてくれることを請け合います。

レシピ㉞【切り干し大根と干しニンジンのハリハリ漬け】

(1)切り干し大根は水で軽くもみ洗いし、5分ほど水に漬け、軽く水気をしぼる(漬けた水は捨てないで、ほかの料理に使う)。

(2)干したニンジンも同様にもどし、水気をしぼる。

(3)さっと煮切った酢、しょう油、煮切りみりん、酒、ゴマ油、種を抜いて輪切りにした唐辛子で漬け汁を作り、(1)と(2)と千切りにした昆布を入れ、よく混ぜ合わせる。

(4)1時間ほど漬けてから、炒り立てのゴマをかけていただく。日持ちするので常備菜にするとよい。

糖尿病の妙薬、小豆《あずき》かぼちゃ

食生活が欧米化したせいでしょうか、日本では糖尿病患者が増え続け、平成19年に行なわれた国民健康・栄養調査によると、糖尿病が強く疑われる人が推定で890万人もいるそうです。帝王病とも言われ、美食・飽食している人たちに多発しています。

血液中の血糖値が異常に高く、ほうっておくと神経障害、網膜症、腎症といった合併症を引き起こす、とてもこわい病気です。

西洋医学的にいうと、〝糖尿病は不治の病〟らしいけれど、食養をやっている私からすれば、**〝糖尿病は食生活を変えることでかなり改善できる病〟**です。

特に、一汁一菜の惣菜として小豆《あずき》かぼちゃを食べると効果は覿面《てきめん》。小豆とかぼちゃには、インスリンの分泌に関わる亜鉛が多く含まれていて、血糖値を調整する働きがあるんです。私の周りには、小豆かぼちゃで糖尿病を治した人が何人もいますよ。

千葉の米農家・椿さんと初対面のときに、「自分は糖尿病がひどくて薬漬けのからだなので、米が作れるか心配」とおっしゃっていたので、今まで食べてきた悪いものを全部やめて、土鍋で玄米を炊くように伝えるとともに、ゴマや小豆かぼちゃの効能を教えました。

そして一汁一菜の食養生活をお話ししたところ、即、真面目に実践実行してくれました。

現在はとても元気で、五町歩《ちょうぶ》の田んぼで無肥料の米を作り、米の品評会ではいつも一番。おいしい米づくりにがんばっていらっしゃいます。

私を信じて食事を切り替え、今も奥さんと二人で、食養生活を続行中です。

レシピ㉟【小豆かぼちゃ】

(1)水に漬けた小豆を火にかけ、やわらかくなる手前で火を止める。
(2)適当な大きさに切ったかぼちゃを(1)の小豆の中に入れて煮る。

(3)かぼちゃに火が通ったら、塩かしょう油で味をととのえる。
＊小豆かぼちゃはお腹がすいたときに食べると効果がある。毎日続けて食べるとよい。砂糖を使ってはいけない。

レシピ㊱【かぼちゃサラダ】

(1)スライスしたかぼちゃを土鍋に入れ、塩を手につけてもみこむ。
(2)大さじ1杯弱の水を注ぎ、ふたをして弱火でやわらかくなるまで蒸し煮をする。
(3)タマネギはスライスして、塩もみしておいて水で洗いしぼる。きゅうりも輪切りにして塩でもんでしっかり水をしぼる。とうもろこしの茹でたものも用意する。
(4)(2)と(3)を混ぜ、豆乳マヨネーズ、塩、コショウで味をととのえる。さらに、カボスのしぼり汁か、梅酢を同量の水で薄めたものを加えて味をととのえる。

根菜類の皮は栄養たっぷり

大根、ニンジン、ゴボウ、レンコンなど、土の中で成長した野菜のことを根菜といいます。スーパーでは泥をきれいに落とした根菜が並んでいるけど、自然食品を扱う店では泥のついた根菜を売っていたりしますね。

ところで、根菜を調理するとき、泥をたわしでごしごし洗う人がいるけど、強くこすったりしたら皮が剝《む》けてしまいます。

どうせ皮は剝くんだから、と言われそうだけど、**皮を料理に使わないなんて、とんでもありません。**

たとえば、大根の皮には抗酸化作用のあるビタミンC、毛細血管を強くするビタミンPが、ニンジンの皮には抗酸化作用を持つベータカロテンがあり、体内でビタミンAに変わり免疫力を高めてくれます。

このように**根菜の皮にはさまざまな栄養素が含まれているんだから、剝いて捨ててしまったりしたら、バチが当たりますよ。**

根菜を扱うときは、自分のうでを洗うような気持ちでやさしく洗い、皮は剝かずに土を落とす程度。ふろふき大根のように、皮を剝いたほうが食感がよくなるという場合も、剝いた皮を捨てたりしないで。千切りにして、きんぴらにすれば、陰陽切りの調和でおいしい箸休めになります。

また、空気に触れると黒くなるゴボウやレンコンは、水にさらして灰汁抜きをするのが当たり前のようになっているけど、私は灰汁抜きなどしません。確かに、ゴボウを水にさらすと水が褐色に濁ります。でも、あれは灰汁ではなく、ポリフェノールなんです。だから一物全体でいただきます。

レンコンも白く仕上げるために酢水に浸したりするけど、レンコンが黒くなるのはポリフェノールの一種のタンニンがあるから。灰汁抜きと称して貴重な栄養素を取り除いてしまったら、元も子もありませんよ。

根菜類の皮は人の皮層を守り、保護する役目がありからだを丈夫にもしてくれる役目があるので、捨てずに調理してください。正しい知識を持つこともとても大事なんです。

レシピ㊲【ゴボウとニンジンのきんぴら】

(1)ゴボウとニンジンは、皮を傷つけないように洗う。
(2)ゴボウとニンジンを斜めうす切りにしてから千切りにする。
(3)鍋を熱し、ゴマ油でゴボウを炒める。このとき、ひとつまみの塩を入れる。弱火にし、甘い香りがしてきたらニンジンを入れさらに炒め、水分を少し補うために水を加え、ふたをして蒸し煮にする。好みで酒とみりんとしょう油を加え、煮汁を少し残したところで火を止める。
(4)ゴマと七味唐辛子をふる。
※ごぼうは油で炒めることで灰汁は抜ける。

大根やニンジンのヘタの部分にはエネルギーが凝縮されている

皮と同様に、下ごしらえの段階で捨てられるのが、大根やニンジンのヘタの部分です。泥がついて、硬そうだし、おいしくなさそうだからと切り捨ててしまう気持ちはわからないでもありません。でも、**ヘタの部分は葉と根の中間点。つまり上に伸びようとする陰のエネルギーと下に降りようとする陽のエネルギーの中庸であり、陰陽のエネルギーが合体した部分なんです。**

陰陽のバランスがとれた貴重な部分だから、捨てないように。特に体調の悪い人は、細かく刻んで料理に使いましょう。根菜の下の部分は極陽性なので、これらも食べるようにしましょう。

ネギにも、上に伸びていく茎の部分と地下に降りていくひげ根の部分がありますね。ネギのひげ根は普通食べませんが、このひげ根には、動物性のタンパク質を分解する酵素があって血糖値を下げる働きがあるんです。

ひげ根だけ料理してもおいしくないので、みじん切りにして料理に混ぜてしまうといいでしょう。煮物や味噌汁に入れてもいいし、187ページの小豆かぼちゃに入れて一緒に煮れば、糖尿病の妙薬がさらに強力になりますよ。

レシピ㊳【ひと味違うけんちん汁】

(1)ゴボウ、大根、ニンジン、里芋をやさしく洗い、陰陽切りにする。こんにゃくは灰汁抜きをして、適当な大きさに切る。豆腐も一口大に切っておく。

(2)土鍋を火にかけ、熱くなったらゴマ油を入れ、ゴボウ、大根、ニンジン、こんにゃく、豆腐、里芋の順に、ひとつまみの塩を入れながらしっかり炒める。

(3)昆布だしを注ぎ、干ししいたけを割って入れる。油抜きをし、刻んでから炒りした油揚げを入れる。ネギのひげ根も細かく刻んで入れる。灰汁が浮いてきたら、適宜取り除く。

(4)材料に火が通ったら、味噌で味をととのえ、小口切りにしたネギを加えて火を止める。

ニラは血液の循環をよくする

ニラ玉、レバニラ炒め、チヂミ、キムチなど、中華料理や韓国料理によく使われているニラ。匂いが強く、どちらかというと女性には敬遠されがちな食材かもしれませんね。

でも、**ニラにはビタミン類やミネラルがたっぷり含まれていて、血液の循環をよくし、からだを温め、子宮の機能を活性化する働きがあるんです。胃腸の調子を整える作用もあるから、便秘の改善にもつながります。**

精力を増進させたい人や疲労を回復させたい人はもちろんのこと、冷え症や便秘に悩む人、生理痛がひどい女性などにもたくさん食べてほしい食材です。

私は、卵や肉は食べないので、ニラはそれだけで炒めて食べるほか、あさつきかネギと合わせてぬたにしたり、キムチにしたり、お味噌汁の具にしたりと、いろいろな調理に使います。

レシピ㊴【ニラチヂミ】

(1)地粉《じごな》（小麦粉）２：米粉２：くず粉１、塩、昆布だしをボウルに入れ、よくこね、もったりとした生地を作る。

(2)適当な大きさに切ったニラを、(1)の中に入れてよく混ぜる。

(3)フライパンを熱してゴマ油を引き、(2)を適量流して、薄く伸ばす。七分通り火が通ったらひっくり返し、こんがりと焼く。ラー油、しょう油、酢を合わせたタレで食べる。

レシピ㊵【ニラのゴマしょう油】

(1)ニラをみじん切りにし、器に入れる。ニラが半分つかるくらいのしょう油を入れ、ゴマ油少々も加えてよく混ぜる。

(2)漬け込んだ(1)に、炒り立てのゴマをふりかけて混ぜ、梅酢を少々好みで。塩で味をととのえる。

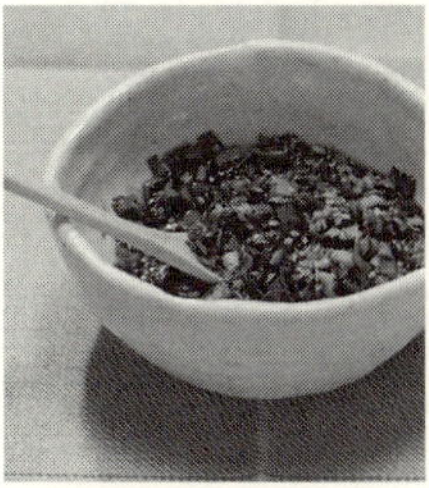

しょうが、みょうがの驚くべき薬効

しょうが、みょうがはおさしみや湯豆腐、冷や奴などに添えられる薬味野菜として知られています。これらは、香りや彩りで食欲をそそり、料理の味を引き立てるだけでなく、薬味と呼ばれるだけに、からだにいい働きをしてくれる薬効を持っています。

しょうがは、殺菌・解毒作用が強く、青魚の毒や生臭さを消す働きがあります。

また、からだを温めたり、血液をきれいにしたり、免疫力を高めたりする働きもあります。

みょうがには、食欲を増進させる働きの他、血液の流れを調整し、発汗や呼吸を整える作用や血圧を下げる作用があります。

「薬味なんて飾りみたいなもの」「なくても困らない」なんて思っていた人は、薬味野菜の底力をしっかり見直しましょう。

もちろん、しょうがをすりおろすのにも、みょうがを刻むのにも、ひと手間かかります。

でも、そのひと手間によって自然の薬をいただくことができると考え、いろいろな料理に薬味野菜を使ってほしいと思います。

普段は名脇役のしょうがとみょうがですが、ここでは、それらをメインにした料理を紹介しましょう。それぞれが旬の季節を迎え、多く出回るようになったら、作ってみてください。

レシピ㊶【しょうがの佃煮】

(1)しょうが（できれば新しょうが）を薄切りにし、1時間ほど水にさらして辛みを飛ばす。

(2)たっぷりの湯で(1)を20分茹で、1～2時間水にさらして灰汁を抜く。

(3)みりんを煮立てた中に、薄口しょう油、濃口しょう油を加えて、さらに煮立て、その中に(2)を入れて1時間ほどことこと煮込む。汁の量の目安は、しょうがかひたひたになる程度に汁を残してできあがり。常備薬として重宝する。

レシピ㊷【しょうが味噌】

(1)しょうがをすりおろす。
(2)好みの味噌を混ぜてできあがり。ごはんが進む一品。

レシピ㊸【みょうが味噌】

(1)みょうがの先端は陰性が強いので切り落とし、みじん切りにする。
(2)味噌と(1)をよく混ぜ、ごはんにのせていただく。

レシピ㊹【みょうがのしょう油漬け】

(1)みょうがの先端を切って捨て、みじん切りにする。

(2)(1)をしょう油で漬け込む。4、5日は食べられる。

レシピ㊺【ニガウリとみょうがのさっぱり和え】

(1)煮切った酢、梅酢、みりん、しょう油、ゴマ油で和え汁を作る。
(2)ニガウリを半分に切り、白い綿の部分をしっかり取ってから薄切りにし、熱湯をかける。
(3)(1)に水気を切った(2)を入れ、斜め薄切りにしたみょうが、千切りにしたシソを加えてよく混ぜる。炒り立てのゴマをかけていただく。

銀杏《ぎんなん》は薄皮ごと食べると頻尿や夜尿症に効く

秋になると美しく紅葉するイチョウ。葉が色づくと果実も熟し、独特の匂いを放ちます。その果実の中に入っている種子が、茶碗蒸しの具材としてお馴染みの、陰性の銀杏です。

イチョウの果実は匂いが強いだけでなく、皮膚炎を引き起こす物質が含まれているため、素手で触れるとかぶれてしまいます。扱いにくい果実でありながら、どうして銀杏は、昔から食べられてきたのでしょう?

それは、銀杏に薬効があるからです。

銀杏にはデンプン、カロテン、ビタミンCの他、カリウムをはじめマグネシウムやリン、鉄など骨を作るのに欠かせないミネラルがたくさん含まれています。昔の人たちは、銀杏の成分など知らなくても、経験的に知っていたのでしょうね。日本では、古くから銀杏は咳や痰《たん》、頻尿や夜尿症に効くといわれ、民間療法で重宝されてきました。

しっかり焼いて陽性の塩をふって食べるのが一般的ですが、頻尿や夜尿症を改善するには、薄皮を食べるのが効果的。薄皮があると口の中で少しもそもそするけれど、「それが薬」と思って食べるようにしてください。

ただし、極陰性の銀杏には、中毒物質が含まれていて、食べすぎるとけいれんを引き起こしたりするので、くれぐれも食べすぎには注意してちょうだいね。

レシピ㊻【銀杏の素揚げ】

(1)銀杏の殻をとり、熱した油で素揚げする。
(2)焼き塩に青のりを混ぜて(1)にふりかける。

アサツキは卵や肉の消化・分解を促す

ネギの仲間、アサツキ。漢字で「浅葱」と書くのは、葉の緑色が淡いからといわれています。

葉の色は薄いながらも、アサツキはネギと同じくらい多くの薬効を持つ食材です。**アサツキは、野菜の中ではタンパク質が多く含まれており、カリウムも豊富です。**カリウムは、卵や肉などのナトリウムの消化・分解を助け、血圧を下げる働きがあります。

辛みとなっている硫化アリルには、血液をサラサラにする効果や疲労を回復し、不眠症を改善する作用があります。

ネギと同じように、薬味として使う他、ぬたや和え物、かき揚げなどにしていただきましょう。

レシピ㊼【アサツキの塩昆布和え】

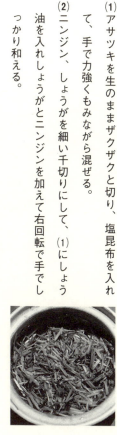

(1)アサツキを生のままザクザクと切り、塩昆布を入れて、手で力強くもみながら混ぜる。

(2)ニンジン、しょうがを細い千切りにして、(1)にしょう油を入れしょうがとニンジンを加えて右回転で手でしっかり和える。

レシピ㊽【アサツキのしょう油和え】

(1)生のアサツキを洗って水分をふき取る。

(2)ゴマを炒ってすりばちでする。切ったアサツキを入れ、しょう油、ゴマ油、七味を入れて手でしっかりもみこんで、できあがり。

フキノトウで老廃物を排出する

春になると、フキノトウがパーッと出てきます。まだまだ寒い時期に地面から顔を出すこのフキノトウには、冬の大地のエネルギーが凝縮されています。

フキのつぼみであるフキノトウは、成長したフキよりも栄養があり、ビタミンやカリウム、リン、鉄、食物繊維を多く含んでいます。独特な香りと苦みがあり、昔からその苦みが心臓と肝臓の薬になるといわれてきました。

整腸作用もあるので、冬眠から覚めたクマは、宿便を出すためにフキノトウを食べるといわれているほどです。

1章でお話ししたように春は「苦み」を食べる季節。フキノトウをはじめとする苦みのある野草を食べることで、冬に溜めこんだ老廃物や毒素を、からだの中から排出してしまいましょう。

レシピ㊾【フキノトウの味噌炒め】

(1)フキノトウを半分に切り、灰汁を抜くため、沸かした湯でさっと茹でて水にさらす。採れたてで、新鮮なものなら生のままでよい。
(2)(1)の水気を切り、みじん切りにする。
(3)熱したフライパンに油を引き(2)を炒め、酒、みりん、味噌を手早くからめる。

レシピ㊿【フキノトウの甘酢漬け】

(1)フキノトウをさっと湯がき、水にさらす。
(2)土鍋にみりんを入れて沸騰させ、酢と塩を加えて甘酢を作る。
(3)しっかりしぼった(1)を(2)の甘酢に漬ける。
＊この甘酢漬けは一度作れば1年中食べられる。フキノトウの他、きゅうり、みょうが、しょうが、大根、レンコンなどを漬けてもおいしい。

バナナとトマトとホウレンソウの意外な危険性

日本で消費量がもっとも多い果物、バナナ。

抗酸化作用があるといわれているトマト。

そして、食べると筋肉がムキムキになるとポパイが喧伝《けんでん》したホウレンソウ。

多くの人は、これらの食材に対し、栄養が豊富で健康にいいというイメージを持っているのではないでしょうか。

でも、バナナとトマトとホウレンソウには、蓚酸《しゅうさん》が多く含まれています。蓚酸というのは、灰汁の成分で、カルシウムと結合すると、蓚酸カルシウムを作り、尿管結石の原因になります。

昔は、トマトを食べるときに必ず塩をかけて食べていたけど、トマトに含まれる蓚酸の陰性を、塩の陽性で中和させるためにかけていたのでしょうね。トマトだけでなく、夏みかんもスイカも塩をふりかけて食べていたし、イチゴは塩水で洗ってから食べていました。

今じゃ、トマトに砂糖をかけたり、夏みかんにはちみつをかけたり、イチゴに甘いコンデンスミルクをかけたりと、とんでもない食べ方をしている人達がいるけど、**陰陽の調和を無視した食べ方をしていたら、健康を損ね、からだを壊してしまいます。**

陰陽という側面から食べ物を見つめ直し、昔の人たちに学びながら、道理にかなった食べ方をしてほしいものです。

ばあちゃんが料理教室で絶対に使わない野菜

料理教室は30年ほどやっていますが、ナス科の野菜を使うのは夏の7月、8月だけです。この期間だけは食べてもよいけど、他の月はけっして食べないようにと伝えています。ましてや妊娠中の人にはとくに良くありません。

ナス科の野菜は極陰性なので、陽性にして食べないと体調を悪くしてしまいます。ナス科の野菜は畑の土にも毒性を出して汚すので、連作ができません。だから石灰をたっぷりまいてアルカリ性の土壌にして植えていますが、この石灰がまたいいものではないのです。

「秋ナスは嫁に食わすな」ということわざは、赤ちゃんが流産するよという先人たちの教えです。極陰性のナスを食べるとからだと子宮が冷えてしまい、流産するから食べさせてはいけない、という意味なんです。

パプリカなんてもってのほか。でっかくて中は空洞で軽く、極陰性食品です。

トマトもナス科です。無化学肥料の露地栽培のトマトならまだしも、最近市販されているのは、ハイポニカ栽培（人工的な水耕栽培）で育てられたトマトがほとんどというじゃないですか。お天道様の光を浴びることもなく、大地の栄養を吸い上げることもなしに、人工的な光と化学的な薬品で作られたトマトなど、トマトの姿をしたお化けみたいなもの。

ナス科の野菜は肉を軟化する力があり、肉の付け合わせ、取り合わせの食材です。

不自然な環境で作られた野菜という意味で、**モヤシ、枝豆、エリンギやエノキなどの人工キノコ類も使いません。**

もちろん、**ミニトウモロコシやミニニンジンという類《たぐい》も使いません。**

陰性のナスを食べるのなら陽性の夏。陽性の火と陽性の味噌やしょう油で味は濃くつけて。陽性に作って、食べること。

いろいろな野菜が、季節を問わずに手に入る中で、どの野菜を食材として選び、それをどう調理して食べるのか。
それにより未来のからだが決まるということを、しっかり覚えておいてくださいね。

レシピ51【ナスの味噌汁】

(1)昆布でだしをとる。
(2)ナスを油で炒めたら(1)に入れて炊く。
(3)味噌を入れ、ネギをちらす。味は濃いめがおいしい。

レシピ52【ナスのこんねり】

(1)ナスを細切りにする。
(2)フライパンを熱し、ゴマ油を入れてナスに塩ひとつまみふりしんなり炒める。
(3)炒めたナスに多めのしょう油2種類を入れてから水で溶いた小麦粉をさっと入れて、からめる。夏のごはんのお供にぴったり。なお、みりんや酒は使わず、しょう油だけで味付けしたほうがおいしい。

レシピ53【ナスのしょうが炒め】

(1)ナスを輪切りにして半分に切る。フライパンを熱くしてゴマ油を入れる。
(2)ナスを入れて両面をこんがり焼く。
(3)しょう油を入れ、すりおろしたしょうがをたっぷり入れてナスとしょう油にからめる。夏のおかず。さっぱりしておいしい。

おいしい料理はまだまだたくさんあります

この章では、食材の説明とレシピをセットで紹介してきましたが、もちろん、若杉流料理レシピはこれだけではありません。まだまだあります。紹介しきれなかった中から数点、比較的簡単に皆さんのご自宅でもできるお料理を、最後にご紹介しましょう。

レシピ㊺【昆布の炒め煮】

(1)だしをとった昆布は千切りにする。熱したフライパンにゴマ油をたらして昆布を入れて炒め、水を加えてやわらかく煮る。

(2)酒としょう油で味付け、汁がなくなるまで炒める。

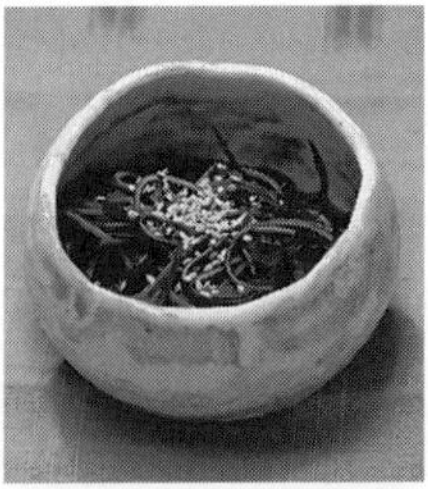

レシピ㊺【焼きサラダ】

(1)キャベツ、ニンジン、タマネギ、小松菜、りんごを食べやすい長さの千切りにして別々に分けておく。

(2)フライパンをガンガンに熱くしてほんの少量油を引き、(1)を別々に水気が出ないようにカラッと焼く。そのとき、それぞれひとつまみの塩を振る。あまり具を動かすと、水気が出ておいしくない。ゆっくり焼くように炒めるのがコツ。また、材料を混ぜて炒めるとそれぞれの風味がなくなって、これまたおいしくない。

(3)酢を煮切り、オリーブオイル・レモン・塩・コショウと合わせてドレッシングを作る。食べる直前に合わせる。

レシピ56【焼きなます】

(1)大根、ニンジン、ゴボウ、干ししいたけを食べやすい長さの千切りにして、全部を別々に分けておく。

(2)フライパンを熱くしてほんの少量油を引き、(1)の材料の1つ1つを、別々に水気が出ないようにカラッと焼く。そのとき、それぞれひとつまみの塩を振る。ゆっくり火を通し、焼くように炒めるのがコツ。最後に、全部の材料をひとつに混ぜる。

(3)みりんと酢、塩を合わせて煮切って合わせ酢にする。炒めた具に合わせ酢を回しかける。食べる寸前に炒りゴマと柚子の皮の表面を千切りにして散らす。生のなますよりも陽性。そして、からだに安全です。

レシピ57【いきなりまんじゅう】

(1)かぼちゃとサツマイモはさいの目に切って塩でもむ。

(2)小麦粉と水の量を調整して、手で生地をこねる。こねた生地をかぼちゃ、サツマイモと一緒に合わせて、具材がまんべんなく混ざりあったら丸く丸める。しっかりまんじゅう型に握って、濡れたふきんの上に置く。沸騰させておいた蒸し器で20分くらい蒸す。

(3)竹串で刺してみて、すっと通ったらできあがり。

⑥

自分のからだに、耳をすませる

からだが悪かったら、食べ物を見直す

「食歴」という言葉があります。

人がこれまでに、何をどのくらい食べてきたかというのが食歴です。どこでいつ生まれ、どんなことを学び、どういう経験をしてきたか、つまりその人の履歴を聞けば、おおよその人となりがわかるように、食歴を聞けば、その人の体質や体調がだいたいわかります。

何度も言いますが、私たちのからだは、毎日食べているものからできています。遺伝的な要素や外的な要素ももちろんあるけれど、多くの場合、どんなものをどれだけ食べてきたかによって、その人のからだの状態が決まるのです。

食歴は、いってみればからだの履歴書みたいなものです。

今、体調がいい人はこれまでからだを健康にする食べ物を食べてきたか、もしく

は、今まで食べたものの影響がまだ出ていない状態といえるでしょう。逆に、今体調が悪い人は、体調を悪くするようなものを長年食べ続けてきた結果が、からだに現われているというわけです。原因があるから結果があるのです。

食べ物とからだは密接に関係しています。**「口で極楽、腹地獄」といって、おいしいものでもからだに害を及ぼし、健康を損なうようなものが、私たちのまわりにはたくさんあるんです。**

もちろん、その逆もしかり。**からだの調子を整えるよい食べ物を食べ続けていけば、すぐには変化が現われなくても、徐々にからだが立て直されていき、健康になっていくんです。**

今、この日本では、多くの人がからだの不調や病気に悩んでいます。そうした人たちは、ほとんどの場合、自分のからだが健康ではないという自覚を持っています。

けれど、その原因を探ることはあまりしていないんじゃないでしょうか？　そして、とにかく病院に行き、薬局で薬をもらって、症状を軽減させることを最善の解決策のように考えているんじゃないでしょうか？

一時的に症状を抑えることができても、原因を考えない限りは、病気と縁を切れないと思うのです。

からだの不調を感じたら、まず、

「この不調はどこから来ているのか？」

「自分が食べてきたもの、今食べているものと関係はないだろうか？」

と自分の食歴を振り返り、今食べているものを見直してみましょう。そこに、何かしらの原因が必ず潜んでいるはずです。

また、**からだをより健康にしたいと願うのなら、食べたものがからだを作るという当たり前のことを、しっかりと意識しなければいけません。**

自分の口に入るものが自分の健康を左右するという視点を持ち、その食べ物がからだの中に入ったときに、どんなふうに働くのかということを感じとる繊細さと慎重さを持って、日々の食と向き合ってほしいと思います。

子どもに何を食べさせるかは、親の責任

学歴にこだわり、いい学校に入れようと必死になって子どもに勉強をさせている親がいるけど、私は、親のほうこそ、食べ物について勉強してもらいたいですね。

今の人たちは、食べ物に関してあまりにも無知すぎると思います。四季を問わずありとあらゆる食物が手に入ることを豊かさと錯覚し、珍しいもの、「口で極楽」のおいしいものを食べさせることが子どもにとっての幸せと勘違いしている。

これでは、子どもはたまったものではありません。

肥満児が増えたことはもちろん、アレルギーやアトピー、糖尿病を患《わずら》うような子がいたり、痩《や》せることに必死になり摂食障害を起こすような思春期の女の子がいたりするというのも、うなずける話です。

からだが不健康でも、いい学校に入ればそれで子どもは幸せになれますか？

からだを壊しても、お金がたくさんありさえすれば幸せですか？

私は決してそうは思いません。まず健康がなければ、人は幸せにはなれません。「からだが資本」というように、からだが元気であればこそ、私たちはいろいろな活動ができ、いろいろなことに触れて、生きていることの幸せを感じることができるんです。

子どもは自分で自分の食べる物を選ぶことができません。親に与えられたものを、与えられるまま食べることしかできないんです。

親が間違った食べ物、正しくない食べ物を与えていたら、子どものからだは健康にはなりません。「不」と「正」を重ねると「歪」という字になります。正しくない食べ物、歪んだ食べ物を食べ続けたら、からだも歪んでしまうんです。

からだが歪んでしまったら、精神だって歪んでしまいます。いじめが横行したり、犯罪が低年齢化したり、子どもの自殺が増えているのは、世の中にあふれる歪んだ食べ物と関係しているんじゃないかと私は思います。

子どもの幸せを願い、子どもをいい子に育てようと思うのなら、正しい食べ物を正しく食べさせることです。

子どもは新陳代謝が活発だから、食べ物を変えたら10日でからだが変わってきます。からだの変化と足並みを揃えるように、精神も変わってきます。

肉を食べさせ、ケーキを食べさせれば子どもは喜ぶかもしれません。でも、それは決して子どもの幸せに繋《つな》がる食事ではありません。

食べ物は嘘をつきません。**正しいものを食べれば、たとえ少しずつではあっても、着実にからだを正しく作り替えていきます。**

私たちは、日々の営みとして、死ぬまで食べ物を食べ続けます。だからこそ、**食べ物を変えるのに遅すぎるということはないんです。**1週間後のからだ、1カ月後のからだ、半年後のからだ、1年後のからだを、今よりも健康な状態にするために、今日から一汁一菜の正しい食事を始めてほしいと思います。

人それぞれ、その時々の体調によって食べていいものと悪いものがある

テレビ番組で「ココアがからだにいい」と言うと、スーパーでココアが売り切れになり、「納豆がいい」と言えば納豆が売り場から消え、「ヨーグルトがいい」と言えば、ヨーグルトを誰もが買いあさる。

日本人は健康に関心があり、おまけに人の言うことを素直に信じてしまうから、こうした現象がおこるんでしょうね。

でも、人というのはそれぞれ背格好、顔かたちが違うように、体質が違えば、その時々で体調だって違うものです。十人十色、百人百様、**体質が違えば、ある人にとってはいい食べ物も、ある人にとっては悪い食べ物になる。体調が違えば、1カ月前にからだによかった食べ物も、今日はよくない食べ物になることだってあるんです。**

そうしたことも考えずに、「いい」と言われたものを妄信的に次々取り入れているよ

うでは、からだを健康に立て直すことはできません。いくら自分のからだに合っているからといって、同じ物を食べ続けていたら作用が強く出すぎて、かえって体調を崩すことだってあるでしょう。

自分のからだに耳をすませ、問いかけることもないまま、知識だけで食べてしまうのはとても危険なことなんです。

今の世の中は情報があふれ、情報を得ることに必死になって情報ありきでいろいろ試すのでは、からだは実験台ということになってしまうじゃないですか。

この本で知った食べ物に関するあれこれも、自分のからだときちんと相談したうえで、正しいやり方で取り入れてほしいと思います。

どこへ行くにも、家で作ったおにぎりを持参

私は、外食をしないようにしています。講演会や料理教室で各地を回っているけれど、どこに行くにも、いつも家で握ったおにぎりと、ポットに入れたお茶を持参しています。長期になるとやむをえず、気をつけながら外食をすることもあります。

しかし、とたんに体調が変わるので、すぐに携帯している梅干しを食べて体調を整えます。

自分で作った我が家の料理が一番安全で、安心でおいしいと思って暮らせることが大事です。

今は、地方に行っても主催者の方が、おにぎりや味噌汁、漬け物を必ず用意して下さるので助かります。山下清さんの役をしていた芦屋雁之助さんが「おにぎりがほしんだな」と言って歩いていたように、ばあちゃんもお願いしているんですよ。

伊勢神宮では、米と塩と水を供える儀式が1500年続いている

「お伊勢《いせ》さん」の名前で親しまれている、三重県伊勢市にある「神宮」。

古い歴史を持つこの伊勢神宮では、毎日朝と夕に欠かさず執《と》り行なわれている儀式がありますす。神様のためのお食事（御饌《みけ》）を作り、それをお供えする日別朝夕大御饌祭《ひごとあさゆうおおみけさい》というものです。

何をお供えするかというと、米を蒸した御飯《おんいい》、御塩《みしお》、御水《おんみず》と魚介や海藻、野菜や果物など。

米は神宮内の神田《しんでん》で収穫されたものであり、塩は近隣の御塩浜《みしおはま》で海水を汲《く》んで古代の製法で作られたもの。水は神宮内の森の井戸から汲まれたものです。また、野菜や供え物も神宮の御薗《みその》で栽培されたものといわれています。

この儀式は1500年間、あの戦時中も1日も休むことなく、今日に至るまで続いて

います。

日本の神様は、ずっとこの米と塩と水をお供えした食事をされてきたわけです。神様にパンや肉、卵、牛乳を供えるなんて話、聞いたことがないでしょ。**神様にとってもこのお供えが十分な食事であり、一番からだにいいという教えを、私たち子孫にお供えの型で残しているのです。**

戦後、日本には世界各国からありとあらゆる食品が輸入され、さまざまな食文化が根付きました。

日本人は柔軟性が高く、またアレンジ力もあるから、他の国の食文化も自国の食文化にうまく溶け込ませることができたのでしょう。

でも、そうした食文化の変化にからだが対応できていないのが実状です。からだが新しいものに適応できるようになるには、進化論のようにそれこそ気の遠くなるような時間が必要なんです。

お伊勢さんの御饌は、日本人のからだに必要な食べ物を、教えてくれているんです。

米と塩と水が、私たち日本人にとって一番の食事であり、私たち日本人のからだを健康に保つ食事だと。それ以上でも、それ以下でもないと。

食という字は「人」に「良」と書きます。毎日の食事は生命の元、あるいは源。良いもので良くなり、悪いもので悪くなるのが道理の世の中。神様のお食事、一汁一菜の食事で元気になってください。

ばあちゃん

焼きなます……………………… 216

【たくあん】
たくあんのゴマ油炒め……… 167
たくあんののり巻き………… 168

【タマネギ】
タマネギとニンジンの味噌汁… 129
焼きサラダ…………………… 215

【ナス】
ナスの味噌汁………………… 212
ナスのこんねり……………… 212
ナスのしょうが炒め………… 213

【ニラ】
ニラチヂミ…………………… 196
ニラのゴマしょう油………… 196

【ニンジン】
切り干し大根と干しニンジンの
ハリハリ漬け………………… 185
ゴボウとニンジンの
きんぴら……………………… 191
タマネギとニンジンの
味噌汁………………………… 129
ひと味違うけんちん汁……… 193
焼きサラダ…………………… 215
焼きなます…………………… 216

【ネギ】
ネギのぬた…………………… 179
ネギの味噌炒め……………… 179

【麸】
車麸のフライ………………… 170
板麸の唐揚げ………………… 170
板麸の肉じゃが風…………… 171
小松菜と麸の味噌汁………… 130

【フキノトウ】
フキノトウの味噌炒め……… 207
フキノトウの甘酢漬け……… 207

【味噌汁】
菜っ葉と油揚げの味噌汁…… 105
タマネギとニンジンの味噌汁… 129
小松菜と麸の味噌汁………… 130
ナスの味噌汁………………… 212

【ミツバ】
ミツバの磯辺和え…………… 135

【みょうが】
みょうが味噌………………… 200
みょうがのしょう油漬け…… 200
ニガウリとみょうがの
さっぱり和え………………… 201

【もち米】
山菜おこわ…………………… 150

【レンコン】
レンコンのしぼり汁………… 173
レンコンスープ……………… 174
レンコン炒め………………… 175
レンコンバーグ……………… 175

＊本文に出てくる料理を、
主に食材別に
示しています

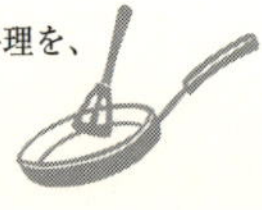

料理索引

【アサツキ】

アサツキの塩昆布和え……205
アサツキのしょう油和え……205

【油揚げ】

菜っ葉と油揚げの味噌汁……105
菜の花と油揚げの煮しめ……105

【ウド】

ウドの酢味噌和え……135

【梅干し】

梅しょう番茶……77

【かぼちゃ】

小豆かぼちゃ……187
かぼちゃサラダ……188
いきなりまんじゅう……217

【キャベツ】

焼きサラダ……215

【きゅうり】

きゅうりのスープ酢の物……181
きゅうりの味噌炒め……182

【銀杏】

銀杏の素揚げ……203

【玄米】

土鍋での玄米の炊き方……113
玄米の焼きおにぎり……147

【ゴボウ】

ゴボウとニンジンの
きんぴら……191

焼きなます……216

【小松菜】

小松菜と麸の味噌汁……130
焼きサラダ……215

【こんにゃく】

こんにゃくの灰汁抜き……162
糸こんにゃくの灰汁抜き……163
こんにゃくステーキ……164
糸こんにゃくの
ピリ辛炒め……165

【昆布】

昆布の佃煮……100
昆布の炒め煮……214

【サツマイモ】

いきなりまんじゅう……217

【しょうが】

しょうがの佃煮……199
しょうが味噌……200
ナスのしょうが炒め……213

【そば】

そばつゆ……152
そばサラダ……153
そば饅頭……153

【大根】

大根ステーキ……156
大根おろしの風邪薬……160
切り干し大根と干しニンジンの
ハリハリ漬け……185
ひと味違うけんちん汁……193

若杉友子　関連情報
問い合わせ先一覧

◎若杉ばあちゃんの学びはオンライン、ＤＶＤをおすすめします！

https://noricastyle.buyshop.jp/categories/2458176

◎籾付き黒焼き玄米茶、まこも茶、土鍋などの販売
◎料理教室、食養講座、陰陽講座の申し込み

［ NORICA STYLE 株式会社 ］
noricastyle.jp.net（24時間受付）
【電話】080-9604-5667（祝日を除く火・木　9時～16時）

一〇〇字書評

切り取り線

購買動機（新聞、雑誌名を記入するか、あるいは○をつけてください）	
□（　　　　　　　　　　　）の広告を見て	
□（　　　　　　　　　　　）の書評を見て	
□ 知人のすすめで	□ タイトルに惹かれて
□ カバーがよかったから	□ 内容が面白そうだから
□ 好きな作家だから	□ 好きな分野の本だから

●最近、最も感銘を受けた作品名をお書きください

●あなたのお好きな作家名をお書きください

●その他、ご要望がありましたらお書きください

住所	〒				
氏名		職業		年齢	
新刊情報等のパソコンメール配信を 希望する・しない	Eメール	※携帯には配信できません			

あなたにお願い

この本の感想を、編集部までお寄せいただけたらありがたく存じます。今後の企画の参考にさせていただきます。Eメールでも結構です。

いただいた「一〇〇字書評」は、新聞・雑誌等に紹介させていただくことがあります。その場合はお礼として特製図書カードを差し上げます。

前ページの原稿用紙に書評をお書きの上、切り取り、左記までお送り下さい。宛先の住所は不要です。

なお、ご記入いただいたお名前、ご住所等は、書評紹介の事前了解、謝礼のお届けのためだけに利用し、そのほかの目的のために利用することはありません。

〒一〇一‐八七〇一
祥伝社黄金文庫編集長　栗原和子
☎〇三（三二六五）二〇八四
ohgon@shodensha.co.jp

祥伝社ホームページの「ブックレビュー」からも、書けるようになりました。

www.shodensha.co.jp
bookreview

祥伝社黄金文庫

こうして作《つく》れば医《い》者《しゃ》はいらない
若杉《わかすぎ》ばあちゃんの台所《だいどころ》

平成28年10月20日　初版第1刷発行
令和 5 年 4 月25日　　第2刷発行

著　者　若《わか》杉《すぎ》友《とも》子《こ》

発行者　辻 浩明

発行所　祥伝社《しょうでんしゃ》

〒101－8701
東京都千代田区神田神保町3－3
電話　03（3265）2084（編集部）
電話　03（3265）2081（販売部）
電話　03（3265）3622（業務部）
www.shodensha.co.jp

印刷所　堀内印刷

製本所　ナショナル製本

Printed in Japan　　ISBN978-4-396-31700-3 C0177

祥伝社黄金文庫

三石　巌
医学常識はウソだらけ
コレステロールは〝健康の味方〟？　貧血には鉄分ではなく、タンパク質⁉　医学の常識はまちがっている？

三石　巌
脳細胞は甦《よみがえ》る
アインシュタインの脳に多く存在した物質、大豆や卵がボケを防ぐ……分子栄養学が明かす活性化の原理。

安田　登
疲れない体をつくる「和」の身体作法
なぜ、能楽師は80歳でも現役でいられるのか？　能楽師にしてロルファーの著者が教えるエクササイズ。

安田　登
ゆるめてリセット　ロルフィング教室
一流アスリートやセレブが愛好する、画期的で科学的なボディワーク、ロルフィングを学んでラクになろう。

済陽高穂
がんにならない毎日の食習慣
先進国で日本だけが急増中のがん。食事を変えれば、がんは防げることを臨床から実証！その予防法とは？

済陽高穂
がんにならない毎日の食レシピ
4000例の手術経験と15年の研究から完成した「済陽式食事療法」。63レシピとして具体化した決定版！

祥伝社黄金文庫

横森理香
横森理香の「もしかして、更年期!?」
ピル、サプリ、漢方薬……すべてを試した著者の赤裸々「女道」。横森式で「第2のお年頃」をハッピーに!

横森理香
さよなら!? 愛しの筋腫ちゃん
50代、突然の変調とどう向き合う? 更年期、子宮も卵巣も悲鳴を上げ、ついにホルモン療法、そして手術を決意。

石原新菜
これだけは知っておきたい 最新 女性の医学常識78
×熱が出たら体を温める
×1日3食きちんと食べる……etc.
その「常識」、危険です!

山口勝利
冷えた女は、ブスになる。
むくみ、イライラ、シミにクマ。すべては「冷え」が原因だった。やってはいけない美容の常識を公開!

川口葉子
京都カフェ散歩
とびっきり魅力的なカフェが多い京都。豊富なフォト&エッセイでご案内します。

川口葉子
東京カフェ散歩
カフェは、東京の街角を照らす街灯。人々の日常を支える場所。街歩きという観光の拠点。エリア別マップつき。